물리치료사 이문환 박사가 들려주는
우리 몸 이야기

인체는
건축물이
아니다

물리치료사 이문환 박사가 들려주는
우리 몸 이야기

인체는
건축물이
아니다

초　　판 1쇄 발행일 2014년 01월 05일
개정판 초판 발행일 2018년 02월 13일
개정판 2쇄 발행일 2020년 05월 20일

지은이 이문환
펴낸이 양옥매
디자인 박무선
교　　정 장하나

펴낸곳 도서출판 책과나무
출판등록 제2012-000376
주소 서울특별시 마포구 방울내로 79 이노빌딩 302호
대표전화 02.372.1537　**팩스** 02.372.1538
이메일 booknamu2007@naver.com
홈페이지 www.booknamu.com
ISBN 979-11-5776-525-6(03510)

이 도서의 국립중앙도서관 출판시도서목록(CIP)은 서지정보유통지원 시스템
홈페이지(http://seoji.nl.go.kr)와 국가자료공동목록시스템
(http://www.nl.go.kr/kolisnet)에서 이용하실 수 있습니다.
(CIP제어번호 : CIP2018002836)

물리치료사 이문환 박사가 들려주는
우리 몸 이야기

인체는
건축물이
아니다

이문환 지음

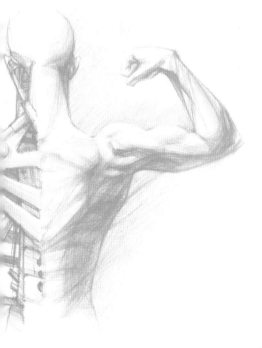

책과나무

"인체는 건축물이 아니다."

사람의 팔다리가 움직인다는 것은 뼈가 움직이는 것이다. 팔꿈치를 구부리는 동작은 아래팔이 위팔을 향해 움직이는 것이며, 움직임은 뼈 몸통에서 일어나는 것이 아니라 관절에서 일어나는 것이다. 그렇다면 뼈를 움직이는 힘은 무엇일까? 뼈를 움직이는 것은 뼈를 둘러싸고 있는 근육이다. 가령, 위팔두갈래근(상완이두근, biceps brachii)이 수축하면 팔꿈치가 굽혀지게 된다. 그렇다면 근육을 움직이는 힘은 무엇일까? 근육을 움직이는 힘은 신경이다. 인간의 움직임은 뇌의 의지 혹은 명령에 따라 움직이는 수의근(voluntary muscle)과 뇌의 명령과 관계없이 자동적으로 움직이는 불수의근(involuntary muscle)으로 구분할 수 있다.

여기서 잠깐, 불수의근은 심장과 내장, 혈관 등이 해당되며, 이들 근육을 제외한 모든 인체의 근육 즉, 골격근은 뇌의 명령을 받아야만 움직이는 수의근이다. 우스갯소리이지만, 만약 심장근이 수의근이라면 어떠한 현상이 발생할까? 사람이 움직이면 근육이 수축과 이완 작용을 하면서 에너지를 사용하게 되고, 소비된 에너지만큼 에너지가 충족이 되어야만 동작을 지속할 수 있다. 또한 갑자기 격렬하게 움직일 때는 그 이상의 에너지가 공급이 되어야 해당 움직임을 수행할 수 있을 것이다. 이때 심장근이 수의근이라면 복잡한 일이 발생하게 된다.

뇌는 실시간으로 심장에 명령을 내려 줘야만 한다.

자, 심장은 수축기 혈압을 140mmHg로 유지하고, 맥박은 80에서 102으로 증가시켜라. 뭐 이런식의 명령을 계속 내려야 할 것이다. 만약 심장의 수축 구조가 이러하다면 인간은 예측 가능한 동작만 수행할 수 있게 될 것이다.

자동차의 수동 기어와 자동 기어를 생각해 보자.

수동 기어는 운전자가 원하는 만큼 기어를 변속시키게 된다. 즉, 차량의 속도가 증가하는 만큼 변속기를 증가시켜야 한다. 가령 시속 20킬로미터의 속도로 주행하는데, 기어를 4단이나 5단으로 변속한다면 자동차는 멈추게 될 것이다. 반대로 시속 80킬로미터의 속도로 주행하는데, 기어를 2단으로 변속한다면 어떤 일이 발생할까? 수동 기어 자동차를 운전해 본 사람이라면 다 알 것이다. 따라서 자동차의 주행 속도에 맞게 운전자가 적절히 기어를 통해 명령을 전달하게 되며, 그 명령을 전달 받은 엔진은 딱 그만큼 펌프질을 해서 연료를 공급하게 되는 것이다. 하지만 자동 기어인 경우 이 모든 속도에 대한 감지를 자동차 스스로 한다. 필자는 자동차 전문가가 아니기 때문에 어떤 체계나 센서로 엔진이 작동하고, 얼마만큼 연료를 공급하는지는 모른다. 다만 수동기어와 자동기어를 수의근과 불수의근에 빗대어 본 것이다.

자, 그렇다면 기어 변속이 원활하게 작동하지 않는다고 가정해 보자.

자동차 운전자는 해당 차량을 정비소로 끌고 갈 것이다. 그리고 차량 정비 전문가에게 본인의 차량의 상태에 대해 설명할 것이다. 그 설명을 들은 차량 정비사는 차량에 대해서는 전문가이기 때문에 어디가 문제가 생긴 것이며, 어떠한 원인에 의해 문제가 발생한 것인지 뇌에서 빠른 해석을 내리게 되고, 곧 바로 정비를 하게 되는 것이다.

의료 전문가 역시 마찬가지다. 하지만 의료 전문가의 전문 지식이 낮아서 엉뚱한 해석을 내린다면 해당 의료 전문가는 환자에게 적절한 치료를 하지 못하게 될 것이다. 근골격계 질환에 대한 치료 접근 역시 이러하다. 근골격계 질환이 발생하는 근본 원인에 대한 이해가 되어 있다면 자신을 방문한 환자에게 적절한 치료를 제공하고 회복시켜 주게 될 것이다.

낚싯대만 드리운다고 물고기가 잡히는 게 아니다. 정확한 지점에 낚싯대를 드리워야 물고기가 잡히듯이 치료 또한 마찬가지다. 아무 곳이나 치료한다고 해서 치료가 되는 것이 아니며, 정확한 치료점을 자극하는 것이 치료의 효과를 극대화할 수 있다.

인간의 모든 움직임은 뇌의 명령으로부터 시작된다. 시각, 청각, 촉각 그리고 근육과 관절에서 올라오는 고유수용각 등의 감각 자극이 뇌로 유입되면 뇌는 해당 자극을 해석한 다음 움직임에 대한 명령을 내려 준다. 가령 어떤 물체를 잡으려고 한다면 물체의 재질에 대한 시각적인 자극이 뇌로 전달되고, 뇌는 해당 물체를 향해 팔을 뻗으라는 명령을 내리게 된다. 특히 그 해당 명령을 가장 효과적으로 수행할 수 있는 근육으로 신경 신호, 즉 명령을 내리게 되고, 신경 신호가 해당 근육에 도달하면 원하는 동작, 즉 물체를 향해 팔을 뻗게 된다. 그다음 물체를 잡았을 때의 온각, 들어 올렸을 때의 무게감 그리고 단단한 정도에 대한 정보를 다시 뇌로 전달하게 된다. 그러면 뇌는 다시 통합과 해석 과정을 거쳐서 해당 물체를 쥐고 들어 올릴 수 있는 가장 효과적인 힘을 발휘할 수 있는 근육에 다시 수정된 신경 신호를 보내게 되고, 그 신호를 받은 근육은 뇌에서 명령을 내린 힘만큼 발휘하여 해당 물체를 안정적으로 들어 올리게 되는 것이다.

이 원리가 운동 단위 동원(principle of recruitment of motor unit)이다. 가령 종이컵을 들어 올리는 데 쇳덩이를 들어 올릴 만큼의 힘이 동원된다면 종이컵은 찌그러지게 될 것이고, 반대로 쇳덩이를 들어 올리는 데 종이컵을 들어 올리는 힘이 동원된다면 그 쇳덩이를 들어 올릴 수 없거나 해당 근육이 손상될 것이다.

뇌경색이나 뇌출혈 혹은 감염 등으로 뇌 신경이 손상된 경우 뇌는 적절한 명령을 내릴 수 없거나 혹은 뇌에서는 정상적인 명령을 내리지만, 그 명령을 수행하는 말초 신경이나 근육에 장애가 있을 경우 역시 우리가 원하는 동작을 수행할 수 없게 되는 것이다. 이렇듯 인간의 모든 움직임은 뇌의 적절한 통합과 해석 과정을 거친 후 내려오는 명령 체계에 의해 일사불란하게 움직여서 뇌의 명령을 수행하게 되는 구조로 되어 있다.

따라서 환자가 어떤 동작에서 통증을 느끼는지 이야기만 들어 봐도 어느 근육에 문제가 있는지 단박에 찾아낼 수가 있는 것이다. 이렇게 되기까지는 전제 조건이 있다. 어느 근육이 어느 신경의 명령을 받아서 어떤 관절을 움직이게 하는지에 대한 지식이 있어야 한다는 것이 바로 전제 조건이다. 이에 관한 학문이 기능 해부학(functional anatomy)이며, 더 나아가서는 신경 해부학적(neuroscience)인 지식이 필요하고,

또한 근육에 의해 발휘되는 힘에 관한 학문인 생역학(biomechanics)적인 지식이 있어야 하는 것이다. 기능해부학과 생역학에 대한 학습없이 근골격계 질환을 치료하는 사람을 전문가라고 할 수는 없을 것이다.

이 책의 제목을 '인체는 건축물이 아니다'라고 한 연유가 바로 위에서 설명한 바와 같다. 인간은 뇌의 명령에 따라 신경 신호를 받은 근육이 관절을 움직이는 구조로 되어 있기 때문에 움직이지 않는 건축물과는 180도 다른 각도로 바라보아야 한다는 것이다. 즉, 기능적으로 바라보아야 한다.

가령, 건물이 한쪽으로 기울어졌다면 지지대를 이용해 쓰러지지 않게 버팀목을 대어 준다. 하지만 인체는 반대측에서 당기는 구조(pulling system)로 되어 있다. 인체는 절대 미는 구조(pushing system)가 아니다.

가령, 몸이 오른쪽으로 기울어 있다면 오른쪽에 있는 근육이 당기고 있고, 왼쪽에 있는 근육은 늘어나 있는 상태인 것이다. 따라서 기울어진 오른쪽을 들어 올리는 것이 아니라, 왼쪽에 있는 근육은 수축시키고, 오른쪽에 있는 짧아진 혹은 경직된 혹은 단축된 근육을 이완시켜 주면 오른쪽으로 기울어져 있는 몸은 왼쪽으로 당겨지면서 정상적인 자세를 유지하게 되는 것이다.

이 단순한 원리를 모르기 때문에 모든 질환을 관절과 뼈로 접근하고, 확진을 위해 값비싼 영상 장비를 동원해서 스스로 확신을 갖게 되고, 결국 환자는 자신의 몸에 칼을 대는 엄청난 폭력을 행사하는 결과를 초래하는 것이다. 이 점이 안타까울 뿐이며, 아울러 필자가 글을 쓰게 된 이유이다.

이러한 목적에 따라 먼저 통증이 무엇이고, 왜 생기는 것이며, 어떻게 조절할 수 있는 있는지 설명해 드리고자 한다. 또 근골격계 질환으로 인해 가장 흔히 병원을 내원하는 대표적인 질환에 대해 그 근본적인 이유가 무엇인지, 치료는 어떻게 해야 하는지에 대해 설명 드릴 것이다. 또한 이 원리를 척추관 협착증, 디스크, 척추 전방 전위증 등과 같은 요통을 비롯하여, 고질병이며 현대 의학에서는 불치병으로 알려져 있지만 고령화 사회인 만큼 기하급수적으로 증가하고 있는 퇴행성 관절염과 무릎 관절 질환, 목과 어깨 질환 등 인체에서 나타나는 대부분의 신경 근골격계 질환을 중심으로 설명해 드리고자 한다.

마지막으로, 잘못 알려진 의료 지식에 대한 틀을 바꾸기 위해 널리 퍼져 있지만 잘못 알려진 상식에 대해 언급할 것이다.

모쪼록 이 책 한 권이 대한민국의 의료 소비자인 모든 국민과 의료 서비스를 제공하는 전문가들에게 질환을 바라보는 새로운 관점을 제공하는 계기가 되기를 바란다. 과분한 바람일지 모르지만, 바라건대 필자의 견해에 대해 신랄한 토론의 장이 마련되기를 조심스럽게 기대해 본다.

– 2018년 02월 01일

이학박사 이문환

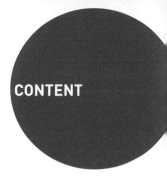

| 인체는 건축물이 아니다 | **CONTENT**

인체는 건축물이 아니다 ·······················

01

사람은 왜 통증을 느끼며,
어떻게 인지하고 조절되는가?

인간이 통증을 느끼는 것은 통증을 인지하는 수용기(receptor)에 자극이 있을 때, 즉 자율 신경 종말(free nerve ending)에 자극이 가해질 때 통증을 느끼게 된다. 피부, 근육, 인대, 뼈, 신경, 혈관 등이 손상되면 통증이 생긴다. 그렇다면 피부 아래 있는 지방(fat tissue)이 손상되어도 통증을 느끼게 될까? 그렇지 않다

척추 디스크라고 알려진 추간판은 통증을 감지하지 못한다. 그 이유는 통증을 인식하는 수용기가 없기 때문이다. 그렇다면 허리나 목 디스크 환자가 극심한 통증을 느끼는 이유는 무엇일까? 그 이유는 디스크가 손상되면 부종에 의해 내부 압력이 증가되어 디스크 주변에 있는 다른 인대들의 통증 수용기를 자극하기 때문에 통증이 발생하는 것이다. 또한 관절에 있는 반월판 역시 통증 수용기가 없다고 알려져 있다.

이렇듯 해당 조직에 통증을 인식하는 통증 수용기(pain receptor)가 있을 때에만 뇌가 통증을 느끼며, 반대로 손상되어도 통증을 인식하지

못하는 조직이 있는 것이다. 통증 수용기가 활성화되면 해당 정보는 구심성 신경로를 따라 뇌로 전달되며, 해당 정보를 받은 뇌는 비로소 통증을 인식하게 되는 것이다.

그렇다면 통증 자극이 뇌로 전달되지 않도록 신경로를 차단하면 인간은 통증을 못 느끼지 않을까? 실제로 그렇다. 대표적인 예가 말기 암 환자들은 견디기 어려운 통증을 경험한다. 이때 몰핀과 같은 약물을 투약하게 되면 통증을 못 느끼게 되는 것이다. 또한 디스크 탈출로 인해 통증이 심한 경우 해당 신경로에 마취제를 사용하여 차단시키는 신경 차단술(nerve blocking)을 시술하기도 한다(그림 1-1).

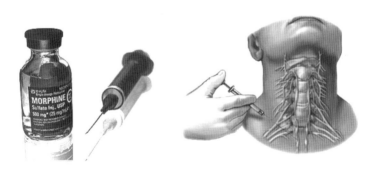

[그림 1-1] 몰핀과 신경차단술

이 외에도 간단히 처치할 수 있는 예가 있다.

가령, 우리가 어떤 물체에 부딪히게 되면 그 순간 반사적으로 해당 부위를 손으로 잡고 있거나 주무르게 된다. 그렇게 하면 통증이 사라지거나 경감되는 것을 알고 있을 것이다.

왜 이러한 현상이 발생할까? 앞서 언급했듯이 인간이 통증을 느끼는 것은 해당 부위에 자율 신경 종말이라고 하는 통증을 인지하는 수용기가 있어야 하고, 그 다음 해당 통증 수용기가 활성화되면 신경 전도로를 따라 통증을 인식하는 뇌로 자극이 전달되며, 뇌는 전달받은 그 자극을 통증 자극으로 인식을 한 후 손상 부위에 다양한 변화(reaction)를 주게 되는 것이다.

또 다른 예로 뜨거운 물체나 예리한 물체에 손이나 발이 닿았을 때 해당 유해 물체로부터 손이나 발을 굽혀서 떼어 내는 반사 작용이 나타나는데, 이러한 현상을 굴근 도피 반사(flexor withdrawal reflex)라고 한다(그림 1-2). 인간은 통증만 감지하는 것이 아니라 인체에 가해지는 모든 자극을 뇌로 전달하고, 그 자극을 받은 뇌는 해당 자극이 통증인지, 촉각인지를 판별한 다음 신체에 다양한 반응을 유도해 낸다.

앞서 언급한 통증이 있는 부위에 손이라고 하는 촉각 자극을 가했을 때 통증이 사라지는 이유는 해당 자극이 뇌로 전달되는 속도와 관련이 있다. 즉, 통증을 전달하는 구심성 신경보다 촉각을 전달하는 구심성 신경의 전도 속도가 더 빠르기 때문에 통증 부위에 손이나 여타 도구를 이용하여 촉각 자극을 가해주면 뇌는 해당 부위에서 올라오는 자극을 통증이 아닌 촉각으로 인식하기 때문에 통증이 사라지는 것이다. 이것이 관문 조절설(gate control theory)이다.

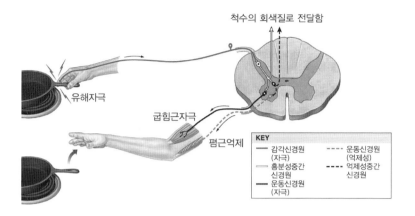

척수의 회색질로 전달함

유해자극

굽힘근자극

폄근억제

KEY
━━ 감각신경원
　　 (자극)
━━ 흥분성중간
　　 신경원
━━ 운동신경원
　　 (자극)
---- 운동신경원
　　 (억제성)
━━━ 억제성중간
　　 신경원

[그림 1-2] 굴근 도피 반사(flexor withdrawal reflex). 뜨거운 물체를 잡았을 때 단일 연접 반사궁(mono synaptic reflex arc)을 통해 팔의 굴곡근인 상완 이두근을 반사적으로 수축시켜 유해 자극으로부터 도피하는 모습

　뇌는 인간의 행동과 정서를 제어하는 컨트롤 박스와 같은 센터이지만, 이처럼 단순한 측면도 있다는 것은 재밌는 일이 아닐까 싶다.

　관문 조절설을 이용한 치료의 예가 물리 치료실에서 사용하는 전기 치료기이다. 흔히 저주파 치료기로 알려졌으며, 경피신경전기자극기라고 하는 의료 기기가 관문 조절설을 근거로 개발된 장비이다. 즉, 통증이 있는 부위에 전류를 흘려주면 뇌로 전달되는 통증 자극은 척수의 관문에서 차단되고, 전기자극이라고 하는 촉각자극만 뇌로 전도되면서 뇌는 해당 손상 부위에서 올라오는 자극을 촉각으로 인식을 하는 것이다.

02

우리 몸이 아픈 이유는 무엇일까?

허리가 아프고, 추간판이 탈출하고, 협착증이 생기고, 등이 굽는 이유는 무엇일까? 또 목이 아픈 이유는 무엇이며, 왜 척추 전방 전위증이 발생할까? 그 외 인체에서 나타나는 모든 신경 근골격계 질환(neuro-musculoskeletal disorders)이 나타나는 이유는 과연 무엇일까? 이 모든 질문을 관통하는 단 하나의 정답은 없을까?

척추 연구소를 열어 환자를 치료하는 필자에게도 항상 마음속에서 떠나지 않는 질문, 즉 화두와 같은 것이었다.

물론 각 부위마다 질환이 발생하는 이유는 진단명이라는 이름으로 이미 많은 연구와 임상 경험을 통해 밝혀져 있다. 필자 또한 물리치료학을 전공한 박사이며, 다년간 대학에서 교수로 재직했던 사람이다. 이런 필자가 생뚱맞게 이런 의문을 품었던 것은 단 하나, '만약 인체가 하나의 사슬로 연결되어 있다면?'이라는 가정이었다.

만약 인체가 근육이라는 매개체에 의해 사슬처럼 온몸을 감싸고 있는 구조라면 인체 어느 부위에서 통증이 발생하더라도 연관된 부위에 동시에 통증이나 기능 장애가 발생할 것이라고 추정하였던 것이다. 필자에게 이런 영감을 준 것은 토마스 마이어의 《Anatomy trains》이며, 국내에는 《근막경선 해부학》이라는 이름으로 번역되어 출간되어 있다.

가령 허리가 아픈 것은 허리에만 국한적으로 문제가 발생한 것이 아니라, 인체의 전반적인 시스템이 고장 난 것이며, 그 중에서 허리에 통증이 발생한 것 뿐이라는 것이다.

따라서 어떤 사람은 허리가 아니라 팔꿈치가 아플 수도 있고, 무릎이 아플 수도 있으며, 등이나 어깨 아니면 목이 아플 수도 있는 것이다.

인체의 특정 부위에 과부하가 걸리면 다른 부위에서 그 약한 부위를 보상하기 위해 보상적으로 긴장을 하게 된다. 즉, 이웃한 부위에서 도와주는 형국이다. 그렇게 버티다가 종국에는 통증이라는 문제를 일으키게 되는데, 그 통증은 신체의 어느 부위에서나 나타날 수 있다는 것이 필자가 내린 결론이다.

필자의 말이 사실일까?

이렇게 생각해 보자.

우리가 아프다는 것.

통증은 어디에서 느끼는 것일까?

허리가 아프면 허리에서 느끼고, 팔이 아프면 팔에서 통증을 느끼고, 다리가 아프면 다리에서 통증을 느끼는 것일까?

통증은 뇌가 느끼는 것이다. 정확하게는 대뇌피질의 체성감각을 담당하는 부위에서 통증을 인지하는 것이다(그림 2-1).

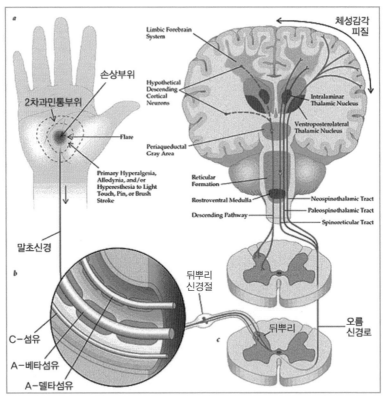

[그림 2-1] 통증 전달 경로. 손바닥이 손상되면(1) 말초 신경(2)을 따라 척수(3)를 통과한 다음 뇌의 체성 감각 영역(4)에서 통증을 인식하게 된다.

그런데 가령 몸에서 아픈 곳이 두 군데 이상일 경우 뇌는 어떻게 반응할까?

두 개의 강한 자극, 즉 통증이 있을 경우 뇌는 둘 중에서 좀 더 강한 자극을 통증으로 인식하게 된다. 다시 말해 약한 자극은 인식하지 못한다. 사라지는 것이 아니라 잠재되어 있는 것이다. 아프다고 느끼지만 않을 뿐 조직은 손상된 상태라는 것이다.

많은 환자분들이 아픈 부위가 옮겨 다닌다는 말을 한다. 가령 목이 아파서 목을 치료하면 등이 아프고, 등을 치료하면 어깨가 아프고, 어깨를 치료하면 또 다른 부위가 아프고 하는 식이다. 이처럼 뇌는 두 개의 통증 자극을 동시에 인지하지 못한다.

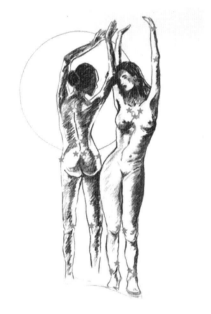

[그림 2-2] 섬유성근통증. 자율 신경계의 기능 부전으로 인해 전신에 통증이 나타나는 모습

만약 뇌가 아픈 모든 부위를 통증으로 인식한다면 사람은 통증 때문에 살 수가 없을 것이다. 그 대표적인 질환이 자율 신경계 실조증과 섬유성근통증(fibromyalgia)이다(그림 2-2).

아직까지 이 두 질환이 왜 발생하는지 정확하게 밝혀져 있지 않다.

뇌는 손상 부위를 모두 인지하지 못하지만 조직은 손상된 상태로 있다. 이때 촉진하면 환자는 통증을 호소하는데, 필자는 그러한 부위를 잠복성 통증이라고 표현한다.

　이처럼 아픈 부위가 자꾸 옮겨 다니는 현상을 방지하기 위해서는 어떻게 해야 할까? 그 해답은 잠복해 있는 통증 부위를 찾아내서 동시에 치료하는 것이다. 자세한 원리는 이 책을 계속 읽으면 자연스럽게 이해될 것이라고 믿는다.

03
우리 몸은 근육에 의해
서로 연결되어 있다

　이제부터 인간의 몸이 근육이라는 사슬에 의해 서로 연결되어 있다는 점을 설명하면서 서로 다른 관절과 어떻게 연결되어 있고, 치료적인 접근은 어떻게 해야 하는지 언급하고자 한다(그림 3-1).

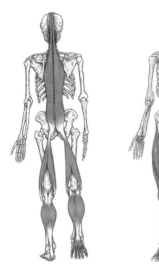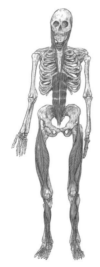

[그림 3-1] 근육에 의해 온몸이 감싸여 있고, 서로 연결되어 있음을 형상화한 그림

* 출처 : Thomas Myers, 《Anatomy Trains》, Elsevier, 2001

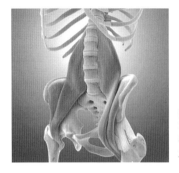

[그림 3-2] 긴허리근(iliopsoas) 의 해부학적 모습. 긴허리근은 흉추 11번~요추 5번 가로 돌기에서 시작하여 골반을 지나 넙다리뼈의 작은 돌기에 부착하고 있다.

[그림 3-2]에서 볼 수 있듯이 긴허리근(iliopsoas)은 허리뼈의 가로 돌기(transverse process)에서 시작하여 골반을 지나 엉덩 관절의 안쪽에 있는 작은 관절 돌기(소관절, lesser trochanter)에 붙어 있다.

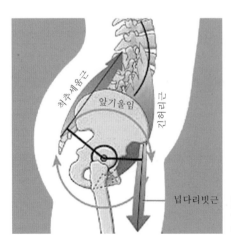

척추세움근

앞기울임

긴허리근

넙다리빗근

[그림 3-3] 긴허리근의 수축에 의해 골반은 앞기울임되고 요추의 만곡이 증가된다.

긴허리근이 아래쪽에서 위쪽 방향으로 움직인다면 엉덩 관절을 구부리게 될 것이다. 하지만 사람은 지면에 발을 딛고 살기 때문에, 이 경우 긴허리근은 위에서 아래 방향으로 움직이게 된다. 그 결과 요추를 앞쪽으로 끌어당기게 되는데, 이러한 요추, 즉 허리뼈의 상태를 앞기울임(전만, lordosis)이라고 한다(그림 3-3). 요추가 앞기울임 되면 등은 뒤로 굽는 뒤기울임(후만, kyphosis)이 되고, 목은 다시 앞기울임이 된다. 척추 구조의 이러한 변화가 다른 부위에도 연쇄적인 반응을 유발하게 되는 것이다.

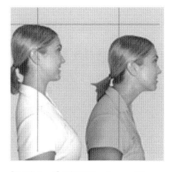

[그림 3-4] 거북목(turtle neck)

목의 앞기울임에 의해 목 뒤쪽 근육과 목 앞쪽으로 주행하는 근육들(목빗근과 목갈비근)의 경직으로 두통이나 팔 저림 혹은 목 돌림 장애 등이 발생하며, 턱이 들리는 거북 목(turtle neck) 증상이 나타난다(그림 3-4). 그리고 목이 앞기울임 되면 목 척추에 가해지는 스트레스가 증가해 목 디스크가 발생하게 된다.

등이 굽게 되면 목에서 등으로 연결되는 근육들, 대표적으로 머리 반가시근(semispinalis capitis)이나 목 반가시근(semispinalis cervicis)과 같은 뭇갈래근이 단축될 것이며, 어깨 위쪽에 있는 등세모근과 어깨뼈 올림근의 단축으로 인해 목 뒤가 불룩해지는 버섯 증후군(경추 7번의 후방 전위에 의해 아랫목 부위가 불룩하게 솟아 오른 것이 버섯 모양과 닮았으며, 거북목 증후군 혹은 두부 전방 이동 자세라고도 함)이 발생할 것이다.

또한 소심한 자세인 어깨를 앞으로 구부린 자세를 취함으로써 가슴 앞쪽에 있는 큰가슴근과 작은가슴근이 단축을 일으키게 되어 가깝게 는 오십견(frozen shoulder)을 일으키고, 좀 더 심한 경우에는 작은가슴근 을 감고 돌아가는 위팔신경얼기(brachial plexus)를 압박함으로써 가슴문 증후군(흉곽 출구 증후군, thoracic outlet syndrome)을 유발하며 팔의 안쪽과 네 번째와 다섯 번째 손가락 끝이 저리는 신경학적인 문제를 유발하게 될 것이다. 이 증상은 경추 8번 디스크 증상과 유사해 오진 가능성이 높은 질환이기도 하다.

다시 허리로 와 보자.

허리가 앞기울임 되어 있기 때문에 체중과 중력에 의해 요추에 더 많은 압박이 가해지기 때문에 요추 디스크를 유발한다.

여기서 잠깐, 디스크가 밀려 나오는 이유가 무엇일까?

많은 주장이 있지만, 아직까지 의학 교재에서도 디스크가 왜 밀려 나오는지 명확하게 설명하지 못하는 상황이다.

디스크가 밀려 나오는 이유는 바로 척추 내부에 압력이 증가했기 때문이다. 정상적인 척추는 만곡이 있다. 즉, 목은 앞기울임(lordotic curve), 등은 뒤기울임(kyphotic curve), 허리는 다시 앞기울임(lordotic curve) 으로 자연스럽게 구부러져 있는 것이다.

하지만 어떠한 원인에 의해 이 만곡이 과도해지거나 혹은 감소하는 경우가 있다. 이럴 경우 정상적인 척추 만곡을 벗어나는 만곡이 생성되면 그 만큼 척추 내부의 압력은 증가하게 되고, 증가된 압력은 밖으로 밀어내는 힘으로 작용하게 된다.

디스크는 항상 뒤쪽 가장자리 방향으로만 탈출을 일으키는데, 그 이유는 척추 앞쪽으로는 앞세로 인대(anterior longitudinal ligament)가 버티고 있고, 뒤쪽으로는 뒤세로 인대(posterior longitudinal ligament)가 버티고 있기 때문이다. 앞세로 인대는 앞쪽에서 척추의 2분의 1을 덮고 있는 반면에, 뒤세로 인대는 뒤쪽에서 약 3분의 1 정도를 덮고 있지만 해부학적으로 뒤쪽 가장자리는 인대가 덮이지 않는 구조이다.

따라서 척추 내부의 압력이 증가하면 증가된 압력은 인대가 덮여 있지 않은 뒤쪽 가장자리 방향으로 탈출이 일어난다. 그곳에 좌우로 한 쌍씩 척수에서 빠져 나오는 척추 신경(spinal nerve)이 있는데 이 신경을 압박하면 해당 신경이 지배하는 부위를 따라 통증이 내려오는 방사통이 발생하는 것이다(그림 3-5).

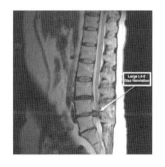
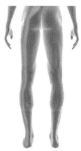

[그림 3-5] 4번과 5번 허리뼈 사이에서 디스크가 탈출한 MRI 영상(왼쪽)과 다리로 전이되는 방사통(오른쪽)

디스크 탈출증의 전형적인 증상은 허리 통증뿐만 아니라 다리 쪽으로 통증이 내려오는 것이 특징이다. 따라서 팔이나 다리가 저린(tingling sense) 경우는 이유를 불문하고 신경이 압박 받는 상태라는 것을 의심해 봐야 한다. 물론 근육통에 의해서도 통증이 방사되어 내려올 수 있지만, 신경 압박으로 방사통이 발생하는 경우는 치료 기간이 길어지므로 조기에 치료를 받는 것이 치료 예후가 좋다.

이제 다리 쪽으로 내려가 보자.

긴허리근이 단축되면 엉덩 관절과 무릎, 다리에 어떠한 영향을 미치는지 알아보겠다.

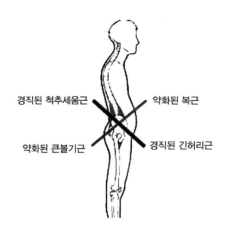

경직된 척추세움근   약화된 복근

약화된 큰볼기근   경직된 긴허리근

[그림 3-6] 긴허리근의 단축은 척추세움근의 경직을 동반하며, 반대로 배 근육의 약화는 큰볼기근의 약화와 동반된다.

긴허리근은 넙다리빗근(봉공근, sartorius)과 만나 있다.

또한 긴허리근의 단축은 척추세움근의 단축과 연동되며, 반대로 복근의 약화와 엉덩 관절 폄근인 큰볼기근과 넙다리뒤근의 약화가 동반되어 나타난다(그림 3-6).

긴허리근에 통증이 발생하면 뒤쪽으로 흐르는 궁둥구멍근(이상근, piriformis)과 연동되기 때문에 궁둥구멍근에 문제가 발생한다. 그 이유는 긴허리근은 엉덩 관절의 가쪽돌림근인 넙다리빗근과 연결되어 있기 때문이다. 즉, 넙다리빗근은 힘의 진행 방향상 엉덩관절을 가쪽돌림시키기 때문에 엉덩관절의 가쪽돌림근으로 작용하는 궁둥구멍근에 과부하를 주게 되어 궁둥구멍근에도 통증이 발생하는 것이다.

궁둥구멍근이 단축되면 궁둥구멍근 아래를 주행하는 궁둥 신경(sciatic nerve)을 압박하여 다리 쪽으로 통증이 방사되어 내려오는 궁둥구멍근 증후군(piriformis syndrome) 혹은 궁둥신경통(sciatica)을 유발하게 된다(그림 3-7).

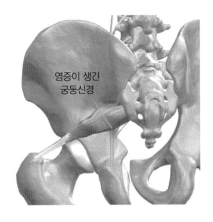

염증이 생긴
궁둥신경

[그림 3-7] 궁둥구멍근에 의해 궁둥 신경이 압박당하고 있는 모습

앞서 언급했듯이 긴허리근은 넙다리빗근과 만나게 되는데, 이 넙다
리빗근은 정강뼈 내측에 연결되어 있기 때문에 정강뼈를 안쪽으로 돌
리는 작용을 한다(그림3-8). 이로 인해 넙다리뼈와 정강뼈의 관절 불일
치가 발생하고, 무릎에는 비정상적인 압박이 작용해 관절 내부에 있는
연골에 비정적인 마찰력을 증가시켜서 퇴행성 관절염을 유발하게 되
는 것이다(그림 3-9).

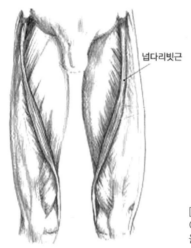

[그림 3-8] 넙다리빗근. 골반에서 시작하
여 무릎 관절의 안쪽 면으로 주행하는 모습
을 주시하자

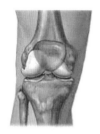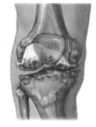

[그림 3-9] 정상적인 무릎 관절(왼쪽)과 퇴
행성 슬관절염이 발생한 무릎 관절(오른쪽)

퇴행성 슬관절염 환자들이 천편일률적으로 O-자 다리를 하고 있는 모습을 보게 된다. 무릎이 O-자로 변하는 이유가 무엇일까? 바로 넙다리뼈와 정강뼈가 가쪽돌림하게 되는 것이 바로 무릎이 O-자 다리가 되는 근본적인 이유이다.

그렇다면 무릎이 O-자 다리가 되도록 작용하는 근육은 무엇일까? 이 근육만 안다면 O-자 다리를 교정할 수 있을 것이고, 퇴행성 슬관절염 환자도 치료할 수 있을 것이다.

상황이 이러함에도 불구하고, 현대 의학은 퇴행성 관절염을 일으키는 근육은 접근하지 않고 그 결과물인 퇴행이 된 관절로만 접근하는 근시안적인 치료를 이어간다. 따라서 퇴행성 관절염은 여전히 불치의 병일 수밖에 없으며, 결국 인공 관절 수술(전슬관절 대치술, total knee replacement)을 감행하는 폭력을 휘두르게 되는 것이다.

마지막으로 엉덩관절 모음근은 다시 장딴지 근육과 만나서 발목에 영향을 미치게 되고, 또한 발바닥과 발가락까지 영향을 미친다. 물론 발목의 비정상적인 안쪽번짐(inversion, 발바닥에 안쪽으로 들려진 상태)을 교정해도 무릎과 엉덩 관절, 골반, 허리, 등, 목, 어깨 모두 교정된다. 또한 앞기울임(전방경사, anterior tilt) 되어 있는 골반을 뒤기울임(posterior tilt)시켜 정상적으로 만들어 주어도 척추가 정상적으로 변하게 된다.

하지만 여기서 생각해 봐야 할 점은 인체는 건축물이 아니라는 점이다.

누차 강조하지만, 골반이 틀어지고, 척추가 변위되고, 관절이 틀어지는 이유가 무엇인가를 생각해 보아야 한다. 그 해답은 바로 근육이며, 출발점은 긴허리근인 것이다.

경직된 근육을 풀어 주면 인체의 척추와 관절은 스스로 제 위치를 찾아가게 되며, 근육은 정상적인 힘을 발휘하게 된다는 것이 필자의 지론이다.

통증을 유발하는 원인을 제거하면 통증은 사라진다. 그런데 원인을 제거하지 않은 상태에서 결과만을 놓고 결과를 수정하기 위한 조치들, 즉 약이나 주사, 침, 수술 등의 방법을 쓴다면 그 순간만큼은 통증이 사라질지 모르나 비정상 상태 혹은 비정상적인 구조가 수정이 된 것이 아니기 때문에 구조적인 문제로 인해 통증이 다시 출현하게 될 것임을

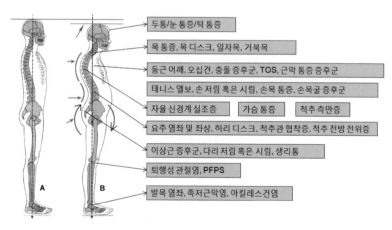

[그림 3-10] 긴허리근의 단축에 의한 골반의 전방 경사로 유발되는 근골격계 질환들

쉽게 추론할 수 있다.

따라서 앞서 언급한 인체에 나타나는 모든 신경근골격계 질환을 관통하는 단 하나의 질문에 대한 답은 바로 긴허리근이라는 것이다. 모든 신경근골격계 질환의 치료의 시작과 끝은 바로 긴허리근이다.

[그림 3-10]는 긴허리근의 근경직에 의해 인체 전반에 나타날 수 있는 병명을 적어 놓은 것이다.

04
요통은 왜 생길까?

요통은 왜 생길까?

체중? 나이? 자세? 임신? 재산? 교육 수준? 흡연?

위 보기 중 어느 것이 정답일까?

아쉽게도 위의 보기에는 답이 없다. 체중 때문에 요통이 생긴다? 뚱뚱한 사람이 요통이 생긴다? 그렇다면 뚱뚱한 사람은 모두 허리가 아파야 하지 않을까? 반대로 야윈 사람은 모두 허리가 아프지 않아야 하지 않을까?

필자가 이렇게 말하면 누군가는 이렇게 반문할 수도 있다.

"뚱뚱할수록 허리가 아픈 사람이 많다는 소리지, 모두가 아프다는 건 아니지 않소!"

물론 맞다.

하지만 위의 반문은 과학적인 접근이 아니다. 이럴 수도 있고 저럴 수도 있는 양비론 혹은 이분법적인 사고로는 절대로 요통을 치료할 수도 없고 예방할 수도 없다.

부동산 투자는 과학인가?

어디에 얼마를 투자하면 얼마를 벌 수 있다고 확언할 수 있는 전문가가 있을까? 일반인이건 전문가건 상관없이 투자자는 모두 일정한 리스크를 안고 투자를 하는 것이다. 그것은 과학이 아니다.

과학은 인과론이다. 결과가 나타나는 명확한 원인이 있으며, 원인을 수정하면 결과 또한 수정되는 것이 과학이다. 통증이 발생하는 원인을 알고, 그 원인을 치료하면 통증이라는 결과 또한 수정되는 것이다.

가령 인간이 늙는 이유는 무엇일까? 여러 학설들이 있지만, 현재는 가설 혹은 이론에 머물러 있는 상황이다.

인간이 늙는 이유를 안다면 늙지 않게 할 수도 있을 것이다. 하지만 현재까지 사람이 늙는 이유에 대해서는 밝혀져 있지 않다. 따라서 아직 생명에 관해서는 과학적인 접근이 이루어지지 않았으며 현재 연구 진행형이다.

의학은 과학일까? 그렇다. 의학은 과학이다. 따라서 100명을 치료했을 때 적어도 95명이 똑같은 결과가 나와야만 한다.

요통 치료가 맞다면 요통 환자 100명을 치료했을 때 95% 이상이 똑같은 결과가 나와야 하는 것이다. 그래야만 의학적 접근이라고 할 수 있으며, 과학적인 치료라고 말할 수 있을 것이다.

다시 이야기해 보자.

두 번째 보기인 나이 때문에 요통이 발생할까? 나이가 많으면 요통이 생길까? 그렇다면 나이 드신 분은 모두 요통을 겪게 될까? 이 말이 맞는다면 젊은 사람은 요통을 겪지 않아야 한다.

세 번째 보기인 자세가 나쁘면 요통이 생길까? 먼저 좋은 자세와 나쁜 자세는 매우 주관적이다. 허리를 똑바로 편 자세만 바른 자세이고, 허리가 구부정한 자세는 나쁜 자세일까?

사람은 자신의 직업 환경에 따라 다양한 체형을 갖고 있는 게 사실이다.

위 말을 사실로 간주를 하고, 자세가 나쁜 사람은 요통이 생기고, 자세가 좋은 사람은 요통이 안 생길까? 맨날 가부좌 틀고 똑바른 자세를 취하고 사는 스님들은 허리 아픈 분이 없을까?

너무 극단적인 예를 든다고 생각하는 독자도 있을 것이다. 아무튼 자세 때문에 요통이 생기는 것이 아니라는 것을 말씀드리는 것이다.

네 번째 보기인 임신을 하면 요통이 생길까? 물론 다른 인자들보다 가능성이 높다. 하지만 모든 임신 여성들이 임신 기간 내내 극심한 요통을 호소하지는 않는다. 이러한 점에서 임신 또한 요통의 유병 인자가 아니다.

물론 임신을 하면 릴랙신이라는 호르몬이 분비되면서 골반을 구성하는 천장 관절과 치골 결합 부위를 느슨하게 하여 산도를 넓혀 주는 작용을 하기 때문에 골반 구조가 약해지면서 요통이 발생할 가능성이 높다. 또한 배가 나오기 때문에 비만한 사람과 유사한 몸매가 되어 요통 발생 가능성이 더 높아지는 것도 사실이다. 하지만 임신이 요통의 근본적인 유발 인자는 아니다.

그 외에 재산이 많을수록, 교육 수준이 높을수록, 흡연하지 않을수록 등 요통 발생률이 낮은 인자들에 대한 언급은 많지만, 그 모든 것들이 요통을 유발하는 일차적인 원인이 아니다. 또한 재산이 많고, 교육 수준이 높고, 흡연하지 않는 사람도 요통을 경험한다는 점에서 해결점이 아니라는 것도 알 수 있다.

의학은 과학이고, 과학은 95% 이상의 똑같은 결과가 나와야 한다고 앞서 언급했다.

이제 그 해답을 알려드리겠다.

근육 때문이다. 근육? 임팩트가 약하다고 생각하는가? 거창한 결과를 기대했던 독자라면 실망했을 수도 있다. 하지만 멈추지 말고 계속 읽어나가기를 바란다.

정확하게는 근육이 약하거나 강하기 때문이 아니라, 그 길이가 짧아지기 때문이다. 단축(shortening) 된다고도 하고, 경직(stiffness) 된다고도 표현한다.

근육의 단축이 요통을 일으키는 원인 인자라면 단축된 근육을 늘려주면 모든 요통이 사라질까?

그렇다. 사라진다. 확실하다.

치료의 관건은 과연 어떤 운동을 어떤 강도로 며칠간 해야 요통이 해결되느냐 하는 점이다. 하지만 이 점은 경우의 수가 너무 많다.

남자와 여자가 다르고, 같은 성별이라도 체형이 크고 작고에 따라 다르다. 또 해당 근육의 경직 정도에 따라 다르고, 적극적인 참여 정도에 따라 다르기 때문에 언제 치료가 된다고 확답할 수는 없다.

분명한 것은 요통을 일으키는 명확한 유발 인자는 근육이며, 경직된 근육이 정상화되면 요통이 사라진다는 것이다. 글을 계속 읽어 가면 필자의 말이 이해가 되리라 믿는다.

05

척추관 협착증(spinal stenosis)이
발생하는 근본적인 이유?

    사람은 사는 동안 약 80% 이상이 한 번쯤은 요통을 겪게 되며, 연간 유병률은 전체 인구의 약 5% 정도 된다고 한다. 그리고 요통 환자의 약 90% 정도는 6~12주 정도 지나면 별다른 치료 없이도 회복되며, 이중 40~50%는 1주 이내에 회복된다고 보고되어 있다. 또한 요통 환자의 70% 이상은 단순히 허리가 삐는 염좌이며, 척추관 협착증은 전체 요통 중 약 3% 정도이며, 디스크는 약 4% 정도이다(그림 5-1). 디스크를 진단 받은 환자 중 약 1%만 수술이 필요하다고 하니, 척추 수술은 하지 않아도 된다는 것이 필자의 지론이다. 아니, 척추가 골절이 되지 않은 이상 척추수술은 하지 않아도 된다.

    협착증이 있는 환자는 허리를 제대로 펴기도 힘들고, 다리가 너무 아파서 걸을 수 없을 정도의 고통이 수반되기 때문에 일상생활에 많은 지장을 받는 것이 현실이다. 그래서 많은 환자가 병원 치료에 의존하게 되고, 심할 경우에는 몸에 폭력을 행사하는 수술을 하기도 한다.

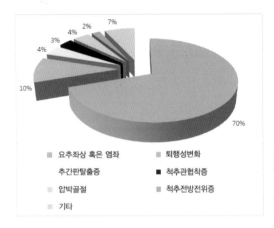

요추좌상 혹은 염좌
추간판탈출증
압박골절
기타

퇴행성변화
척추관협착증
척추전방전위증

10%
4%
3%
4%
2%
7%
70%

[그림 5-1] 요통의 유병률. 허리 근육통이나 인대 손상이 70%이며, 척추관 협착증은 3% 정도라는 것을 알 수 있다.

이제 척추관 협착증이 발생하는 이유는 무엇이며, 수술이 아닌 보존적인 치료는 어떻게 하면 되는지 설명을 하고자 한다.

먼저, 척추관 협착증이 발생하는 이유가 무엇인지 알아야 할 것이다. 이유가 명확하다면 치료가 가능하기 때문이다.

척추관 협착증은 척수가 들어가 있는 척추관(spinal canal)이 좁아져서 척수 신경이 눌리거나 혹은 추간공(intervertebral foramen)이 좁아지면서 척추 신경(spinal nerve)을 압박하는 두 가지 경우에 발병한다. 원인이 어떠하건 환자는 압박된 신경이 지배하는 신경로를 따라 방사통을 호소하게 된다.

척추관 협착증이 발생하면 방사선상에서 척추가 협착이 되어 신경이 눌려 있는 현상을 눈으로 볼 수 있다. 의사는 당연히 눌려 있는 척추를 들어올리거나 막혀 있는 구멍을 확장시켜 줄 목적으로 수술을 권하게 된다(그림 5-2).

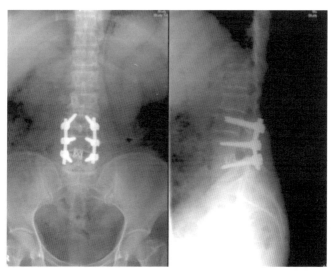

[그림 5-2] 요추 4번과 5번 사이에 인공 디스크를 삽입한 상태에서 요추 3, 4, 5번에 유합술을 한 모습

이게 맞을까?

얼핏 보면 맞을 수도 있다. 당연히 척추가 협착되어 있고, 그로 인해 신경이 압박을 받고 있으며, 그로 인해 허리를 펴기도 힘들고, 걸을 때 다리가 당겨서 걸을 수조차 없으니 당연히 협착된 부위를 수술을 통해 확장시켜야 할 것이다.

그런데 여기에는 중요한 오류가 있다. 우선 '척추가 협착이 되는 이유가 무엇인가?' 라고 하는 선행질문이 먼저 나와야 한다. 척추관이 협착을 일으키는 이유는 무엇일까?

체중? 자세? 몸무게? 일을 많이 해서? 이 모든 답변은 정확한 원인이 아니다.

척추는 스스로 협착되는 것이 아니다. 척추관을 좁게 만드는 인자가 있다. 바로 허리뼈가 과도하게 전만(앞쪽으로 굽는 것)되어 있을 때 협착을 일으키게 된다. 그렇다면 허리뼈가 과도하게 전만되는 이유는 무엇일까?

앞장에서 언급했듯이 그 해답은 바로 근육이다.

인체에는 약 600개 정도의 크고 작은 근육들이 있으며, 해당 근육들이 수축하고 이완할 때 해당 관절이 움직이게 되는 것이다.

가령 위팔두갈래근을 수축시키면(물론, 뇌의 명령에 의해 위팔두갈래근을 지배하는 겨드랑신경을 따라 팔을 구부리라는 신경 신호가 전달되고, 그 신호를 전달 받은 위팔두갈래근은 근세포 내에서 시스템화된 경로를 따라 다양한 생화학적 반응을 유발하면서 수축하게 되는 것이다.) 팔꿈치가 굽혀진다. 반대로 위팔세갈래근이 수축하면 팔꿈치가 펴진다. 이렇듯 인체는 모두 뇌의 1차적인 명령에 의해 해당 관절을 지배하는 관련 근육의 수축이 일어나서 움직이는 것이다.

척추 또한 마찬가지이다. 허리를 구부리고 펴고 옆으로 기울이고, 회전을 일으키는 모든 동작은 그 동작을 일으키는 근육이 있으며, 해당 근육이 적절히 수축과 이완할 때 내가 원하는 동작을 할 수 있다.

반대로 근육으로 적절한 신경 전달이 이루어지지 않으면, 내가 움직이고자 해도, 즉 뇌에서 명령을 내려도 해당 근육에 신경 신호가 전달되지 않기 때문에 뇌에서 내린 명령은 수행되지 않는다. 근육병(myopathy) 환자라든지 뇌졸중(중풍, stroke) 환자, 척수 손상 환자가 그러하며, 예리한 칼이나 뼈의 골절 등에 의해 해당 말초 신경이 손상된 경우에도 뇌에서 내린 명령을 수행할 수가 없게 되어 원하는 동작이 일어나지 않는다.

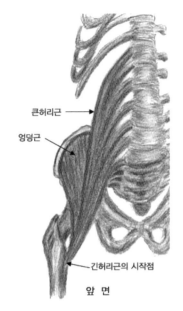

[그림 5-3] 긴허리근. 흉추 12번부터 요추 5번의 횡돌기부터 골반을 지나 넙다리뼈의 안쪽에 붙어 있는 것을 주목하자.

그렇다면 허리뼈의 과도한 전만을 일으키는 근육은 무엇일까? 앞 장에서도 계속 언급했듯이 그 해답은 바로 긴허리근(장요근, iliopsoas)이다. 긴허리근은 골반에서 허리까지 연결되어 있는 근육을 말한다(그림 5-3).

[그림 5-4]는 긴허리근의 두 가지 수축 패턴에 대한 설명이다.

왼쪽 그림은 열린 사슬(open-kinetic chain)에서 긴허리근이 수축하는 모습이며, 오른쪽 그림은 닫힌 사슬(closed-kinetic chain)에서 긴허리근이 수축하는 모습이다. 여기서 열린 사슬 운동이란 움직이는 관절이 지면

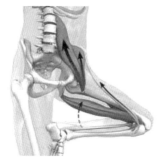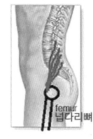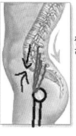

정상척추　과도하게 앞굽음된 척추

짧아진
허리근

femur
넙다리뼈

[그림 5-4] 열린 사슬에서 긴허리 닫힌 사슬에서 긴허리근의 수축. 바로 선 자세에서
근의 수축 긴허리근이 짧아지면 요추의 만곡이 과도해지는
것을 볼 수 있다.

에 붙어 있지 않고 자유롭게 움직이는 경우를 말하고, 반대로 움직이
는 관절이 지면이나 벽면에 고정되어 있는 경우를 닫힌 사슬 운동이라
고 한다.

　발을 지면에 디딘 상태에서 긴허리근이 수축하면 허리뼈를 앞쪽으
로 당기게 되고, 골반은 앞기울임 되어 오리 엉덩이처럼 되면서 척추
관과 추간공(intervertebral foramen)의 구멍을 좁게 만든다. 또한 등뼈는
굽어지고, 목뼈는 앞쪽으로 돌출되어 전만되면서 머리 뒤쪽으로 올라
가는 신경과 혈관을 압박하게 되고 목통증과 두통을 일으키는 원인이
되는 것이다.

　방사선상에 척추관이 협소해졌다고 해서 수술을 당연시 여기는 것
또한 문제다. 오히려 방사선상에 나타나는 결과보다는 환자가 호소하
는 임상적인 양상(clinical sign)이 더 중요하다.

가령, 방사선상에 척추관 협착증이 명확하게 보여도 환자는 전혀 통증을 호소하지 않는 경우도 있고, 척추관 협착증이 명확하지 않음에도 불구하고 환자가 다리 저림 등의 통증을 호소하기도 한다. 그럼에도 불구하고 의사는 굳이 방사선을 통해 척추에서 문제를 찾으려고 한다. 하지만 다리 저림(tingling sensation) 현상은 척추뿐만 아니라, 엉덩이 문제에서 기인하기도 한다. 이것을 한의학에서는 좌골신경통(sciatica)이라고 하지만, 서양의학에서는 궁둥구멍근 증후군(piriformis syndrome)이라고 한다.

엉덩 관절을 가쪽돌림시키는 엉덩이에 있는 궁둥구멍근이 단축되면 궁둥구멍근 아래를 통과하는 궁둥 신경을 압박하기 때문에 궁둥 신경이 지배하는 부위를 따라 다리 쪽으로 통증이 전이된다. 또한 오금에서도 신경이 눌릴 수도 있다. 하지만 궁둥구멍근 증후군과 무릎 오금 증후군은 방사선으로는 읽어 내지를 못한다. 그 이유는 근육에 의해 신경이 눌려 있기 때문이다. 그런데도 의사들은 굳이 척추에 초점을 맞추고 그 원인을 척추에서 찾으려고 하는 데서 오진이 나오는 것이다.

필자의 설명이 사실이라면, 긴허리근을 치료하면 다리 통증이 조금씩 사라진다거나, 허리를 펴기가 쉽다거나, 걷기가 수월해진다거나 하는 임상적인 양상이 변화가 올 것이다.

결론에 앞서 한마디만 덧붙이자면, 척추관 협착증이 긴허리근의 단축으로 인해 발생하는 것은 명백한 사실이다. 반드시 기억해야 할 점은 긴허리근이 약해서 척추가 협착이 되는 것이 아니라, 긴허리근이 경직되어 단축되어 있기 때문에 척추가 협착되는 것이다. 따라서 절대로 긴허리근을 강화하는 운동을 해서는 안 되며, 긴허리근을 늘려준다는 신념으로 운동을 해야 할 것이다.

06

다리가 당기거나 저리면 허리 디스크일까?

: 좌골 신경통 혹은 궁둥구멍근 증후군
  (이상근 증후군, piriformis syndrome)에 대하여

이 질문에 대한 대답은 그럴 수도 있고, 아닐 수도 있다.

가령 형광등으로 연결된 전선이 무거운 물체에 눌려 전기의 흐름이 원활하지 않다면 형광등 불빛은 깜빡거리게 될 것이다. 이와 유사하게 신경이 눌려도 뇌에서 내려오는 신경 신호의 흐름이 원활하지 않기 때문에 해당 신경로를 따라 당기거나 저리는 듯한 증상(tingling sense)이 출현하는 것이다.

그렇다면 다리로 내려오는 신경을 압박하는 인자는 척추에 있는 디스크뿐일까?

그렇지는 않다. 우리가 흔히 알고 있는 좌골 신경통은 엉덩이에 있는 궁둥구멍근이 단축되면서 궁둥구멍근 아래를 통과하는 궁둥 신경(sciatic nerve)을 압박하게 되어 허벅지 뒤쪽으로 통증이 방사되어 내려오는 경향이 있고, 디스크에 의한 신경 압박과 마찬가지로 극심한 다리 통증과 더불어 보행 시 다리에 힘이 빠지는 침하 현상(knee buckling phenomenon)도 나타난다.

그렇다면 디스크에 의한 신경 압박과 궁둥구멍근에 의한 궁둥 신경의 압박 시 나타나는 임상 증상의 차이는 무엇일까?

[표 6-1]에서도 알 수 있듯이 디스크에 의한 신경 압박은 허리에 통증이 나타나는 반면에 좌골 신경통은 허리 통증은 약하거나 없는 대신 엉덩이에 통증이 출현하며, 특히 앉아 있을 때 엉덩이 통증이 심해 잠시도 자리에 앉아 있을 수 없게 된다. 또한 디스크에 의한 신경 압박은 어느 신경이 압박되었느냐에 따라 다리에 통증이 나타나는 부위가 다르지만, 궁둥구멍근에 의해 궁둥 신경이 압박당하면 허벅지 뒤쪽에 국한되어 통증이 방사되는 특징이 있다.

[표 6-1] 디스크에 의한 신경 압박과 궁둥구멍근에 의한 신경 압박 시 나타나는 임상적인 양상

	디스크에 의한 신경 압박	궁둥구멍근에 의한 신경 압박
통증 부위	허리와 다리	엉덩이와 다리 뒤쪽
통증 양상	압박된 신경 분절에 따라 다양함	허벅지 뒤쪽을 따라 방사됨
통증 패턴	서 있거나 걸을 때 증가함	앉아 있을 때 증가함
방사선 결과	확인 가능	정상

이 외에도 중간볼기근과 작은볼기근, 넙다리뼈 옆쪽으로 주행하는 넙다리근막긴장근(iliotibial band 또는 iliotibial tract)에 문제가 생겨도 다리 쪽으로 통증이 전이되어 내려오곤 한다. 이것을 근막통증증후군이라고 한다.

디스크와 궁둥구멍근, 엉덩이 근육과 넙다리근막긴장근에 의한 신경

압박 유무는 의료 지식이 없는 일반인이 구분하기 쉽지 않을 것이다.

디스크에 의한 신경 압박은 어느 신경이 압박이 되었느냐에 따라 나타나는 신경학적 증상이 다양하다. [표 6-2]를 통해 어느 신경이 눌렸는지 추정할 수 있을 것이다.

[표 6-2] 신경 레벨에 따른 증상

	4번 허리 신경	5번 허리 신경	1번 엉치 신경
지배 근육	앞정강근	긴엄지발가락폄근	긴, 짧은종아리근
증상	발목 안쪽번짐힘 감소	엄지발가락 폄힘 감소	발목 가쪽번짐힘 감소
반사	무릎 힘줄 반사 감소	없음	아킬레스 힘줄 반사 감소
감각	발의 안쪽 면	발등 중간	발의 바깥쪽 면
신경학적 수준			

궁둥구멍근에 의해 궁둥신경이 압박되면 허벅지 뒤쪽으로만 국한되어 통증이 출현하는 경향이 있으며, 앉아 있을 때 엉덩이 쪽에 통증이 나타나는 경향이 있다. [그림 6-1]과 같은 자세를 취할 경우 엉덩이와 허벅지 뒤쪽으로 통증이 출현한다.

그리고 중간볼기근이나 작은볼기근의 근막통증으로 인한 하지 방사

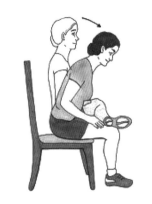

통은 [그림 6-2]에서 볼 수 있듯이 다리 옆쪽으로 통증이 전이되는 특징이 있다. 중간볼기근이나 작은볼기근의 긴장에 의한 통증은 발목까지 방사되는 경향이 있는 반면에 넙다리근막긴장근의 긴장은 넙다리 바깥쪽으로만 통증이 방사되는 특징이 있다.

[그림 6-1] 궁둥구멍근의 압박에 의한 궁둥 신경통 유발 자세 및 궁둥구멍근 자가 신장법

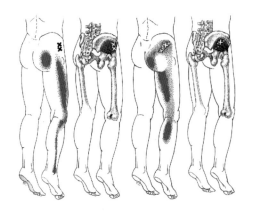

[그림 6-2] 작은볼기근과 중간볼기근의 긴장에 의한 통증 출현 양상

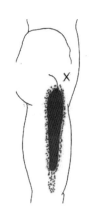

넙다리근막긴장근의 긴장에 의한 통증 출현 양상

이불 가게를 운영하시는 52세 여자분이 골반과 엉덩이에 통증이 너무 심해서 앉아서는 잠시도 재봉 작업을 할 수 없을 정도였다. 전국의

유명한 병원을 모두 찾아다니면서 치료를 했지만, 별다른 차도가 없어서 직업 때문인 것으로 결론을 내렸다. 그리고 부동산에 가게를 처분해 달라고 요청하셨다면서 이번이 마지막이라는 심정으로 필자를 찾아오셨다.

필자가 판단해 본 결과로는 협착증이나 디스크로 인한 척추의 문제가 아니라 엉덩이에 있는 궁둥구멍근이 문제였으며, 크게 걱정할 것 없다고 안심시키는 한편, 부동산에 내놓은 가게를 다시 회수하시라고까지 호언장담해 드렸다.

이후 치료를 시작했고, 통증이 줄어들자 '신기하다'라는 말을 몇 번이고 연발하시면서 연구소의 극성팬이 되셨다. 이는 정확한 진단이 아니면 치료 또한 헛수고가 된다는 좋은 예일 것이다.

척추 전방 전위증
: 수술만이 능사인가?

척추 전방 전위증이란 말 그대로 척추가 분리되어서 전방으로 전위되는 질환을 말한다. [그림 7-1]의 아래 그림의 왼쪽은 5번 허리뼈가 전방으로 이동한 척추 전방 전위증 사진이며, 오른쪽은 척추 수술을 한 이후의 모습이다.

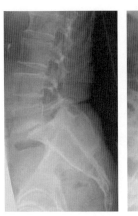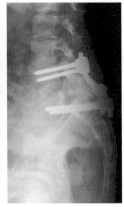

[그림 7-1] 5번 허리뼈가 전방으로 이동한 모습(왼쪽)과
5번 허리뼈를 수술한 모습(오른쪽)

척추 전방 전위증 수술은 마치 양쪽의 이빨을 걸어서 하는 치과 수술처럼 분리된 척추를 쇠못으로 고정하는 어려운 수술이다. 수술 이후에는 고정해 놓은 나사가 뼈와 유합되도록 6개월 정도 주문 제작한 플라스틱으로 만든 몸통 보조기를 착용하고 다녀야

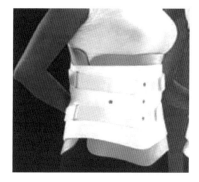

[그림 7-2] 척추 전방 전위증 수술 후 착용하는 몸통 보조기

하는 불편마저 감수해야 한다(그림 7-2).

그렇다면 척추 전방 전위증은 수술을 통해서만 앞으로 밀려나간 척추를 고정해 줄 수 있는 것일까?

요추는 앞쪽으로 만곡이 있는 전만(lordosis)의 형태를 취하고 있다. 따라서 체중이 부하되면 분리된 척추는 콩 껍질이 까지듯이 계속 앞쪽으로 전위될 것이라는 것을 쉽게 상상할 수 있다. 배가 나오거나 허리가 전만되거나 혹은 엎드린 상태에서 환자의 허리에 힘을 가하는 치료를 하게 되면 분리된 척추는 계속해서 앞쪽으로 밀려나게 될 것이며, 신경 압박에 의해 다리 쪽으로 통증이 방사되어 내려올 것이다.

그래서 수술만이 능사인가?

실제로는 그렇지 않다. 척추분리증이나 척추전방전위증이 있지만,

수술 없이 사시는 분들도 많다.

앞서 언급했듯이 허리뼈의 만곡에 의해 분리된 척추는 계속 앞쪽으로 이동하게 될까?

실제로는 그렇지 않다. 그 이유는 앞쪽에 앞세로인대(anterior longitudinal ligament)가 버티고 있어 무한정 척추가 앞으로 이동하지 않는 구조이기 때문이다(그림 7-3).

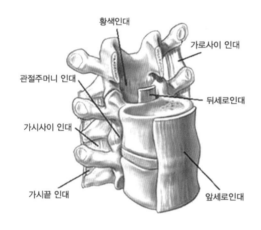

[그림 7-3] 앞세로인대. 목뼈부터 엉치뼈까지 척추 앞 2분의 1을 덮고 있기 때문에 분리된 척추는 전방으로 무한정 이동하지 않는 구조이다.

그렇다면 분리된 척추가 앞쪽으로 이동하는 이유는 무엇일까?

그 답은 앞서 언급했듯이 허리 척추의 만곡이 심해졌기 때문이다. 허리뼈의 전만이 심해질수록 콩을 까듯이 콩이 앞으로 튀어나가는 형태를 취하게 된다.

그렇다면 허리의 전만이 심해지는 이유는 무엇일까?

골반의 전방 경사 때문일까?

실제로 골반의 전방 경사로 인해 요추의 전만이 심해지고, 분리된 척추가 계속 앞쪽으로 이동하는 것이기 때문에 많은 전문가들이 골반의 전방 경사를 후방 경사시키기 위한 시도를 하고 있는 것 또한 사실이다.

그렇다면 골반이 전방 경사되는 이유는 무엇일까?

필자가 누차 강조하고 있지만, 그 해답은 근육에서 찾아야 한다. 골반이 전방 경사되고, 허리가 전만을 일으키는 근육은 긴허리근 때문이다. 긴허리근이 짧아지면 허리 전만이 증가하고, 골반은 전방 경사되면서 분리된 척추는 콩이 까지듯이 앞쪽으로 이동하는 것이다. 따라서 짧아지고, 단축되고, 경직된 긴허리근을 적절한 길이로 늘려주면 허리의 전만은 정상 각도로 되돌아오게 되고, 골반 역시 정상적인 각도를 유지하는 것이다.

척추 전방 전위증은 허리 통증과 더불어 다리 쪽으로 내려오는 방사통이 심한 것이 특징이다. 오히려 허리 통증보다는 다리 통증이 심한 경우가 더 많다. 또한 평지보다 산을 오를 때 통증이 사라지기도 한다. 그래서 척추 전방 전위증 환자들은 등산을 즐겨하는 경향이 있다. 증상이 치료될 것이라는 막연한 확신을 갖고서 말이다.

그렇다면 산을 오를 때 통증이 사라지는 이유가 무엇일까?

산을 오르는 동작은 배에 많은 힘이 들어가게 한다. 그리고 배 근육이 수축하면 허리가 펴지게 된다. 즉, 앞쪽으로 휘어져 있는 허리의 과도한 전만이 정상 각도가 되는 것이다.

배 벽(abdominal wall)은 초콜릿 복근을 만들어 주는 배곧은근(복직근, rectus abdominis)과 몸통 회전 시 관여하는 배속빗근(내복사근, internal abdominal oblique)과 배바깥빗근(외복사근, external abdominal oblique), 그리고 골반을 안정화하는 데 관여하는 배가로근(복횡근, transverse abdominis) 총 네 개의 근육으로 구성되어 있다(그림 7-4).

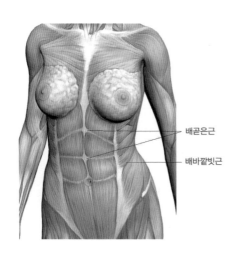

배곧은근

배바깥빗근

[그림 7-4] 복벽을 형성하는 복근들

따라서 배 근육을 수축시키면 허리의 과도한 전만과 골반의 전방 경사는 해소되고, 분리된 척추를 앞쪽으로 밀어내는 힘이 안정화되면서 분리된 척추가 더 이상 전방으로 밀려나가지 않게 되는 것이다.

08

허리 디스크가 생기는 이유는 무엇이며, 해결책은 수술뿐일까?

허리나 목 디스크가 발생하는 이유는 무엇일까?
자세? 몸무게? 나이? 운동 부족?

이게 원인이라면 치료는 어떻게 해야 할까?
자세를 바로잡고, 몸무게를 줄이고, 운동을 하고, 나이를 줄이고?
이렇게 하면 척추 디스크가 치료될까?

자연 과학은 원인과 결과이다. 원인을 수정하면 결과 또한 수정되는 것이다. 그런데 원인을 정확하게 알지 못하면 통증이라는 결과는 수정할 수 없다.
자세를 어떻게 바로잡고, 몸무게를 어떻게 줄이고, 운동은 어떤 것을 하고, 또 나이는 어떻게 줄이나?

대한민국의 척추 수술 건수는 해마다 증가하고 있으며, 수술 비용 또한 매년 증가하고 있다. 미국과 비교해 봐도 미국은 척추 수술 건수가 크게 증가하지 않는 반면에 대한민국은 해마다 증가하고 있다.

이렇게 척추 수술을 많이 하는 이유는 무엇일까?
단지 한국 사람이 유독 미국 사람보다 허리가 약하기 때문일까?
아래 기사를 한번 보자.

스포츠 용품 회사 영업부 차장이었던 김 모(39 · 인천 광역시 부평구)
씨는 요즘 종일 집에서 누워 지낸다. 목 · 쇄골 · 견갑골 등의 극심
한 통증 때문에 몸을 움직이기 힘들어서다. 김 씨의 통증은 두 차례
의 척추 수술에서 비롯됐다. 2011년 8월 왼팔 통증이 심해 찾아간
병원 두 곳에서 디스크 이상 소견을 받았다. 이들 병원은 수술을 권
하지 않았다. 부작용이 있을 수 있고 수술해도 확실하게 증상이 나
아진다는 보장이 없다는 이유에서였다.

그러던 차에 A척추병원을 소개받았다. 그 병원 의사는 검사 결과를
보고 "수술하자. 95% 이상 성공한다"고 장담했다. 입원 나흘 만에
3~6번 목뼈를 연결해 고정하는 수술을 받았다. 수술에 문제가 있
어 그해 9월, 2차 수술을 받았고 그 이후에도 호전되지 않았다. 김
씨는 "1,500만 원을 들였는데도 수술을 안 받은 것보다 못하게 됐
고 일자리도 잃었다"고 말했다. 김 씨를 진찰한 B대학병원 교수는
"수술 전 최소 6주간 물리 치료 등을 받도록 한 규정을 지키지 않았
다. 수술을 안 했으면 이 정도까지 가진 않았을 것"이라고 말했다.
척추 수술을 받았다가 탈이 나는 환자가 끊이지 않고 있다. 건강보

험심사평가원(심평원)은 6일 "2011년 척추 수술의 15%가 과잉 수술로 판명됐다"고 밝혔다. 심평원은 2011년 척추 수술 15만3,661건 중 2만3,385건(15.2%)을 과잉 수술로 판정하고 진료비 292억 원을 삭감했다. 2008년, 2009년 9%대였던 삭감률이 2010년 11%, 2011년에는 15.2%로 증가했다.

과잉 수술로 판정된 경우는 너무 성급하게 수술했거나 한두 개 척추뼈를 수술하면 될 것을 네댓 개에 손을 대는 식으로 수술 범위를 과도하게 잡은 경우가 60~70%를 차지했다. 나머지는 수술비를 과도하게 받은 경우 등이다. 심평원 진료비 심사 지침에는 디스크로 진단되면 6~12주 물리 치료·약물 투여 등의 치료를 한 뒤에도 효과가 없을 때 수술을 하게 돼 있다.

심평원은 척추 수술 전문 중소 병원이 증가하면서 경쟁이 격화돼 과잉 수술이 증가하는 것으로 보고 있다. 척추 수술을 하는 전체 의료 기관은 2008년 1,077곳에서 2011년 1,088곳으로 변화가 미미하지만, 중소 병원(30~100병상)은 같은 기간 451곳에서 496곳으로 늘었다. 삭감된 척추 수술의 81%(2011년 기준)가 이들 중소 병원에서 이뤄졌다. 서울의 C대학병원 교수는 "소규모 척추 전문 병원들의 경쟁이 심해지면서 규정을 지키지 않고 수술하는 것"이라고 지적했다.

그렇다면 디스크가 밀려 나오는 이유는 무엇일까?

이 질문에 대한 근본적인 답을 안다면 밀려 나온 디스크를 원래 위치로 돌려보낼 수 있을 것이다.

디스크는 자기 스스로 탈출하지 않는다. 척추와 척추 사이에 있는 디스크가 밀려나오는 이유는, 필자가 앞장에서 언급했듯이, 인간이 기본적으로 갖고 있는 만곡(척추의 정상적인 휘어짐)이 정상 범위를 벗어날 때이다.

척추의 만곡이 정상에서 벗어난 만큼 척추 내부의 압력은 증가하게 되고, 증가된 압력이 디스크를 밖으로 밀어내는 힘으로 작용하는 것이다. 따라서 비정상적인 척추 만곡을 적절한 치료적인 운동(therapeutic exercise)을 통해 정상 만곡으로 만들어 주면 척추의 압박은 정상화되며, 밀려 나온 디스크도 원래 위치로 되돌아가는 것이다.

자세한 내용은 [그림 8-1]과 [그림 8-2]에 언급되어 있다.

그렇다면 척추의 만곡이 변하는 이유는 무엇일까?

답은 근육이다. 앞장에서도 언급했듯이 척추가 정상적인 만곡에서 벗어나게 하는 인자는 바로 근육이며, 정확하게는 긴허리근이다.

추간판 탈출증(디스크)은 척추로 접근하는 것이 아니라 근육으로 접근해야 하는 이유가 바로 여기에 있는 것이다.

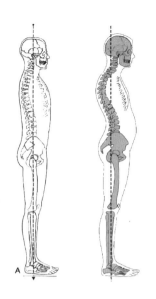

이상적인 정렬(A)

앞굽음된 자세(B)

허리의 만곡이 심하면 엉덩이는 오리 엉덩이처럼 변하게 되고, 배가 나온다. 또 등이 뒤로 굽으며, 목뼈도 만곡이 증가하게 된다. 시간이 지날수록 엉덩 관절과 무릎 관절, 발목 관절에도 영향을 미치게 된다.

[그림 8-1] 정상적인 허리 만곡(왼쪽)과 디스크가 발생하기 쉬운 앞굽음된 허리 만곡(오른쪽)

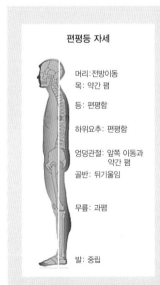

편평등 자세

머리: 전방이동
목: 약간 폄

등: 편평함

하위요추: 편평함

엉덩관절: 앞쪽 이동과
약간 폄
골반: 뒤기울임

무릎: 과폄

발: 중립

편평한 등(flat back)을 가진 환자는 이 형태가 등과 허리뿐만 아니라, 몸 전체에 영향을 미친다는 것을 알 수 있다.

즉, 허리가 편평해짐으로써 등의 만곡이 감소하고, 목뼈는 펴져서 만곡이 심해지고, 머리는 앞쪽으로 이동하는 거북목이 된다.

아래로 내려오면 골반은 뒤쪽으로 회전하기 때문에 엉덩이 근육이 약해지고, 치골이 앞쪽으로 올라가며, 엉덩 관절은 펴지고, 무릎 관절도 과도하게 펴지면서 엉덩 관절과 무릎 관절에도 좋지 않은 영향을 미치게 된다.

이런 자세는 요통이 있는 환자들에게서 흔히 발견된다.

[그림 8-2] 척추의 만곡이 감소된 편평한 등(flat back)

09

견인 치료는 추간판 탈출증을
해결하는 데 도움이 될까?

 물리치료실에서 추간판 탈출증 환자에게 시술하고 있는 견인 치료는 추간판 탈출증을 해결하는 데 도움이 될까?

 결론부터 말하자면 안타깝게도 별다른 도움이 되지 않는다.

 현재 대한민국의 의료 기기 개발 기술력은 세계적인 수준에 올라 있다. 요통에 도움이 된다는 의료 장비들도 많이 개발되어 있으며, 외국 제품들도 많이 사용하고 있다. 치료비도 고가다(그림 9-1).

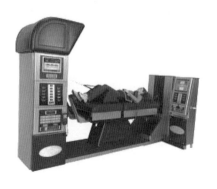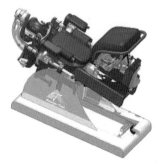

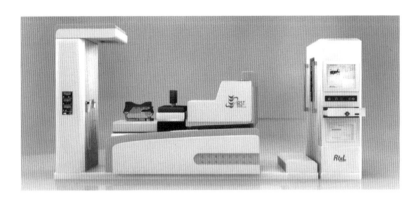

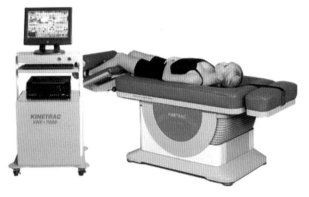

[그림 9-1] 현재 시판중인 최첨단 척추 견인기

척추 견인기에 대해서는 가타부타 언급하지 않겠다. 다만 의사들이 추간판 탈출증 환자에게 견인 치료를 처방하는 이유는 다음과 같다.

현대 의학은 척추와 척추가 서로 달라붙어서 척추 사이의 공간이 협소해지고, 그 사이에 있는 디스크가 눌리면서 밀려 나온다고 판단하고 있다. 그래서 척추를 서로 분리시키면 밀려 나간 디스크가 제자리로 돌아올 것이라고 믿고 있다. 견인 치료 역시 이를 전제로 한 것이다.

과연 그럴까?

실제로는 그렇지 않다.

디스크가 밀려 나오는 이유는 필자가 계속 언급하고 또 강조하고 있듯이 척추가 정상적인 만곡을 벗어나기 때문이다. 정상적인 만곡을 벗어나게 하는 근육이 정상화되지 않는 이상 척추는 정상 만곡으로 회복되지 않으며, 밀려 나간 디스크는 원래 자리로 되돌아가지 않는다.

척추에 가해지는 압박이 증가하기 때문에 디스크가 밀려 나오는 것은 맞지만, 척추에 축하중(axial loading)이 가해지는 것이 아니라, 척추를 앞으로 밀어내는 병진력(translation force)이 가해진다. 그 이유는 척추는 S형의 만곡을 갖고 있기 때문이다.

척추가 비정상적인 만곡을 일으키는 원인은 결국 근육이기 때문에 골격으로 접근하는 견인 치료를 통해 디스크를 원래 위치로 돌려보내고자 하는 현대 의학의 시도는 무모하다고 할 수 있다.

10

요통에 마침표를 찍는다!

허리가 아프다는 것!

허리가 아픈 이유는 여러 가지이다.

염좌(lumbar sprain), 좌상(lumbar strain), 디스크, 추간판 탈출증 (herniation of lumbar disc), 퇴행성 척추증(degenerative spondylosis), 척추관 협착증(spinal stenosis), 척추 전방 전위증(spondylolisthesis), 척추 분리증 (spondylolysis) 등 허리 통증에 관한 병명도 참 많다.

이 장에서 필자는 허리 통증에 관한 진단명은 많지만 이 모든 것을 관통하는 단 하나의 정답을 제시하고자 한다. 제목처럼 요통에 대해 가타부타 말들이 많은데, 이제 더 이상의 논쟁은 접고 요통에 마침표를 찍고 싶다는 것이다.

그리고 추후 논의되어야 할 요통에 관한 논제는 '어떻게 하는 것이 가장 효과적으로 해당 근육을 치료할 수 있느냐'에 초점이 맞춰지기를 바란다.

요통은 [표 10-1]에서 언급했듯이 크게 네 가지 정도로 요약할 수 있다. 요통 전문가나 혹은 요통에 대해 조금이라도 지식이 있는 분이시라면 필자의 언급에 의구심을 가질 것이다. 필자가 언급한 위의 네 가지 예는 모두 근육통에 관한 것인데, 요통은 서두에서 언급했듯이 디스크와 척추뼈 자체의 원인에 의해 나타나는 요통이 더 많다는 것을 말하고 싶을 것이다. 요통 환자들은 CT나 MRI 영상을 통해 척추의 변이나 디스크가 탈출된 것을 쉽게 볼 수 있기 때문이다.

하지만 필자의 이야기를 주의 깊게 읽어 오신 분이시라면 디스크나 척추의 문제로 발생한 요통이라고 하더라도 그 원인은 바로 근육이라는 것을 있다.

[표 10-1] 요통이 있을 경우 손상 근육별 호소하는 다양한 증상과 연관통

근육	증상	연관통
긴허리근	아침 기상 후 바로 허리 펴기가 어려움	
	장시간 앉아 있다가 일어날 때 허리가 잘 안 펴짐	
	허리 양쪽이 가로로 우리한 통증(dull pain) 이 있음	
	꼬리뼈나 엉치가 아프다고 표현함	
	아랫배가 아리한 통증(aching pain)이 있어 대장에 문제가 있는지 의심이 들기도 함	
	장딴지가 우리하게 아픔 / 사타구니 안쪽이 아픔	
	허리 깊은 곳에서 통증이 느껴지며, 정확한 부위를 촉지하지 못함	
	허리를 펼 때 허리 아랫부분에 우리한 통증이 있음	
	장시간 허리를 숙여서 일한 병력이 있음	
	디스크나 협착증 진단을 받으신 분	
	여러 치료를 받았지만, 잘 낫지 않는 만성 요통 환자	
	딱딱한 바닥보다는 푹신한 침대에 눕는 것이 더 편함	
	허리를 펴기가 어려워 구부정하게 걸어다님	

허리네모근	한쪽 허리가 주로 아픔	
	허리 돌리기가 어려움	
	무의식적으로 한 손으로 옆구리를 짚게 됨	
	엉덩이나 사타구니 통증이 동반되기도 함	
	오래 앉아 있으면 옆구리가 우리하게 아파옴	
척추세움근	물건 들어올리기가 어려움	
	허리에 담이 걸린 것 같은 통증	
	물건을 들다가 뜨끔한 병력이 있음	
	장시간 앉았다가 일어날 때 통증이 발생함	
	심할 경우 의자에 앉기도 어려움	
엉덩 근육	장시간 서 있을 때 엉덩이 심부에 통증이 출현함	
	걸어갈 때 엉덩이 통증이 출현함	
	앉아서 쉬면 통증이 경감됨	
	다리바깥, 심할 경우 바깥복사뼈로 통증이 전이되기도 함	
	앉았다가 일어날 때 엉덩이 통증이 출현함	

엉덩 근육은 큰볼기근, 중간볼기근, 작은볼기근, 궁둥구멍근, 넙다리근막긴장근을 포함함

이제 다시 시작하겠다. 이번에는 표와 함께 설명해 보고자 한다.

1) 긴허리근(장요근, iliopsoas)에 의한 요통

긴허리근은 12번 등뼈부터 5번 허리뼈의 가로 돌기(transverse process) 에서 시작하여 골반에 있는 엉덩근(iliacus)과 만난 후 넙다리뼈의 작은 돌기에 부착하는 근육이다. 긴허리근에 문제가 생기면 표에서 볼 수 있듯이 기상하는 아침이나, 장시간 앉았다가 일어날 때 허리가 잘 펴지지 않아 '아이구 아이구~' 하는 신음과 함께 허리를 천천히 펴게 되며 허리나 골반 양쪽이 가로로 우리하게 아프지만, 허리를 만져 보면 딱히 통증점이 나타나지 않는 경향이 있다. 또 산에 오르거나 무리한

운동을 하지 않았는데도 한쪽이나 혹은 양쪽 장딴지가 우리하게 아프기도 하며, 아랫배나 사타구니가 아리하게 아프기도 해서 대장이나 자궁에 문제가 있는지 의심이 들어 초음파나 CT 촬영을 하기도 한다.

통증은 꼬리뼈에 나타나기도 하는데, 필자의 연구소를 방문한 환자 중에는 꼬리뼈가 틀어졌다고 해서 교정원에서 장갑 낀 손으로 항문으로 손가락을 집어넣어 꼬리뼈를 교정하는 시술을 받은 경우도 있었다. 시술 받는 내내 무척 자존심이 상했다고 하시던 것이 기억난다.

또한 허리 깊은 곳에 통증이 느껴지기 때문에 환자에게 어디가 아프냐고 물어보면 정확하게 짚어내지를 못하는 경향이 있다. 마지막으로 척추관 협착증, 추간판 탈출증, 척추 전방 전위증 환자들이 한결같이 통증을 호소하는 부위가 이 긴허리근이라는 점이다.

인체의 중심은 배, 즉 복부(abdomen)라고 알려져 있지만, 필자가 이미 언급했듯이 정확하게는 긴허리근이 인체의 중심, 즉 센터이다. 인체에 나타나는 대부분의 근골격계 질환이 긴허리근에서 출발한다는 것은 필자의 글을 유심히 읽은 분들이라면 그리 놀랄 일이 아닐 것이다.

따라서 요통의 원인은 디스크나 척추뼈 자체가 아니라 바로 긴허리근이 그 원인이며, 단축되고 경직된 긴허리근을 적절히 이완시켜 주면 틀어진 척추는 제 위치로 돌아가게 되고, 변위되었던 골반과 밀려 나갔던 디스크 역시 원래 위치로 복귀하게 되는 것이다.

2) 허리네모근에 의한 요통

허리네모근(요방형근, quadratus lumborum)은 엉덩뼈능선(장골능, iliac crest)에서 기시하여 마지막 늑골과 모든 허리뼈의 가로 돌기에 붙어있으면서 골반의 좌우 안정화에 관여하는 근육이다. 인간이 걸을 때마다 허리네모근이 교대로 수축하면서 골반을 위로 끌어올려 발이 지면에서 떨어지게 된다.

이 허리네모근이 단축 혹은 경직되면 표에서 볼 수 있듯이, 주로 한쪽으로 통증이 유발되고, 무의식적으로 한 손으로 아픈 쪽 옆구리를 짚게 된다. 연관통은 그림에서 볼 수 있듯이 엉덩이나 사타구니 안쪽으로 전이되기도 한다. 엉덩이 근육이 경직되면 궁둥 신경을 압박할 가능성이 높기 때문에 다리가 저리는 방사통(radiating pain)이 출현하기도 한다. 또한 장시간 앉아 있으면 옆구리가 우리하게 아파오는 경향이 있다. 이런 증상은 허리네모근을 적절히 자극해서 이완시켜 주면 허리를 움직이거나 장시간 앉아 있을 때 발생하던 허리통증이 사라지게 된다.

하지만 허리네모근은 주로 한쪽이 문제를 일으키기 때문에 단축된 허리네모근은 흉곽과 요추를 당기게 되어 허리 척추가 휘는 척추 측만증을 유발하게 된다. 그리고 허리네모근이 짧아진 쪽 다리가 짧아지기도 한다. 그러므로 요통에 의해 유발된 척추 측만증의 원인 역시 허리네모근인 것이다.

3) 척추세움근에 의한 요통

척추세움근(척추기립근, erector spinae muscle)은 목뼈에서 엉치뼈까지 척추를 따라 길게 연결된 근육이다. 긴머리근, 긴목근, 머리널판근, 목널판근, 엉덩갈비근, 목반가시근, 머리반가시근, 뭇갈래근, 목가장긴근, 등가장긴근 등으로 세분할 수 있지만, 이들을 통틀어서 척추세움근이라고 한다.

척추세움근이 경직되면 물건을 들어올리기가 어렵고, 허리에 담이 걸린 것 같은 통증을 호소하며, 물건을 들다가 허리가 뜨끔한 병력이 생긴다. 허리를 숙이기가 어렵고, 심할 경우에는 의자에 앉는 동작생긴다. 특히 자동차 운전석에 앉을 때 머리조차 숙여지지 않아 힘들어하기도 한다.

이와 같은 증상은 척추세움근의 문제이기 때문에 척추세움근을 적절히 이완시켜 주면 나아지게 된다.

4) 엉덩 근육에 의한 요통

엉덩 근육에서는 큰볼기근, 중간볼기근, 작은볼기근, 궁둥구멍근, 넙다리근막긴장근이 주로 문제를 일으킨다.

큰볼기근과 중간볼기근이 경직되면 장시간 서 있을 때 통증이 출현하고, 중간볼기근과 작은볼기근이 경직되면 걸어갈 때 엉덩이 쪽에 통증이 출현하며, 앉아서 쉬면 통증이 경감된다. 그리고 작은볼기근과 넙다리근막긴장근이 경직되면 다리 바깥쪽으로 내려오는 연관통이 나타나며, 심할 경우에는 바깥 복사뼈까지 통증이 전이되기도 한다. 그리고 큰볼기근이 손상되면 앉았다가 일어날 때 엉덩이 쪽에 통증이 나타난다.

궁둥구멍근이 경직되면 궁둥구멍근 아래를 통과하는 궁둥 신경을 압박하기 때문에 허벅지 뒤쪽으로 통증이 방사되어 내려온다.

따라서 이러한 증상이 출현하면 허리 척추에서 생긴 요통이 아니라 엉덩 근육에서 발생한 문제이기 때문에, 관련 있는 엉덩 근육들을 적절히 이완시켜 주면 된다.

마지막으로 임상 경험을 하나 알려드리겠다. 엉덩 근육, 특히 궁둥구멍근이 경직되면 앞쪽에 있는 긴허리근의 경직을 동반하게 된다. 궁둥구멍근에 문제가 있는 환자는 반드시 긴허리근도 경직되어 있다는 것을 명심하기 바란다.

11

팔이 저리면 모두 목 디스크일까?

이 질문에 대한 대답 역시 그럴 수도 있고, 아닐 수도 있다.

다리가 당기거나 저리면 허리 디스크일 가능성이 높듯이, 팔이 저리면 목 디스크일 가능성이 높다.

척추는 31쌍의 척추 신경이 좌우 한 쌍씩 빠져나와 있는데, 목에서 나오는 여덟 쌍의 척추신경은 주로 팔을 지배하고(일부는 머리나 얼굴을 신경 지배함), 등에서 나오는 열두 쌍의 척추 신경은 심장과 폐, 내장계로 들어가서 이들의 운동에 관여하며, 마지막으로 허리와 엉치에서 나오는 척추 신경은 엉치와 다리를 신경 지배한다.

따라서 팔이나 다리가 저리는 부위가 어디인지에 따라서 신경이 압박받고 있는 척추가 어디인지 추정할 수 있다. [그림 11-1]과 [그림 11-2]에서 알 수 있듯이 위팔이 저리면 5번 목신경이 압박당한 것이며, 아래팔 바깥쪽과 엄지와 검지가 저리면 6번 목신경이 압박당한 것이다. 가운데 손가락은 7번 목신경, 그리고 네 번째와 다섯 번째 손가락과 아래팔 안쪽이 저리면 8번 목신경이 압박당한 것을 의미한다.

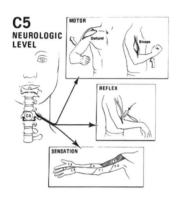

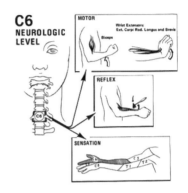

5번 목신경과 신경 지배. 5번 목신경은 어깨와 위팔의 움직임에 관여하고, 신경이 압박되면 위팔의 바깥쪽이 저리게 된다.

6번 목신경과 신경 지배. 6번 목신경은 주로 손목 폄의 움직임에 관여하고, 신경이 압박되면 아래팔과 엄지와 검지가 저리게 된다.

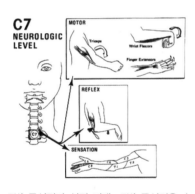

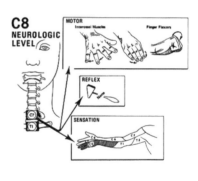

7번 목신경과 신경 지배. 7번 목신경은 손목 굽힘과 손가락을 펴는 움직임에 관여하고, 신경이 압박되면 가운뎃손가락이 저리게 된다.

8번 목신경과 신경 지배. 8번 목신경은 손가락을 펴고 모으는 동작과 손가락을 굽히는 움직임에 관여하고, 신경이 압박되면 4, 5번 손가락과 아래팔 안쪽이 저리게 된다.

[그림 11-1] 신경학적 레벨

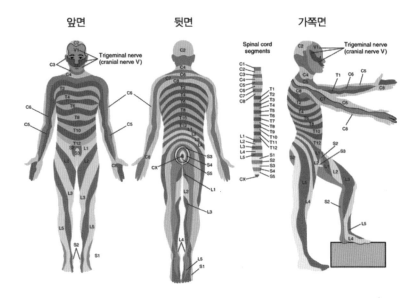

[그림 11-2] 신체의 피절(dermatom). 척추 신경이 지배하는 부위를 도식적으로 표현한 그림이며, 해당 신경이 손상되면 해당되는 피부가 저리거나 감각 이상이 나타나며, 이를 통해 몇 번 척추 신경에서 문제가 발생한 것인지 추정할 수 있다.

이러한 임상적인 결과 혹은 이학적 검진이 최첨단 영상 장비인 MRI 결과와 거의 유사하게 나타난다는 것은 그리 놀랄 일이 아니다. 따라서 영상 장비에 의존한 진단은 객관성을 담보할 수 있을지는 몰라도, 통증이라는 것은 방사선상에 나타나는 결과보다는 환자가 호소하는 임상적인 증상이 더 중요하다는 점에서 가격 대비 효율 측면에서 보면 MRI 장비는 그리 추천할 만한 진단 장비는 아니라는 것이 필자의 생각이다.

앞서 언급했듯이 팔이 저리다는 것은 신경이 막혔다는 의미이다. 그렇다면 '팔 쪽으로 내려오는 신경이 막히는 곳은 목과 척추인가'라고 했을 때 그렇지 않다.

목에서 나온 다섯 개의 신경(C5~T1)은 어깨 위쪽에서 위팔신경얼기(brachial plexus)라고 하는 하나의 띠를 이루게 된다. 그 다음 다시 팔로 내려가는 신경으로 분지해서 팔을 신경 지배하게 되는데, 팔로 내려오는 신경이 막히는 곳은 먼저 목 디스크의 탈출에 의해 척추 신경을 누르게 된다. 두 번째 흔히 막히는 부위는 위팔신경얼기가 근육에 의해 압박을 받는 경우이다.

주로 목갈비근(scalenus muscle)과 작은가슴근(pectoralis minor)에 의해 압박받는데, 이 경우에는 방사선 촬영을 해 봐도 디스크의 변이는 발견되지 않는다. 그런데도 환자가 팔 저림을 호소하는 경우에는 근육에 의한 신경 압박을 의심해 볼 수가 있다. 이 질환을 가슴문 증후군(thoracic outlet syndrome)이라고 한다(그림 11-3).

여기서 잠깐, 필자가 계속 이야기하는 방사통은 무엇이며, 연관통은 무엇인지 설명하고 넘어가야 할 것 같다.

방사통(radiating pain)은 신경근(nerve root)을 따라 통증이 전이되는 것이며, 연관통(referred pain)은 뇌의 오판으로 인해 통증이 손상 부위가 아닌 다른 부위에서 통증이 나타나는 것이다. 이 둘의 공통점은 손상 부위가 아닌 다른 부위에서 통증이 나타난다는 것이며, 이 둘의 차이점은 방사통은 신경 손상에 의해 신경이 지배하는 부위를 따라 저리는 듯한 통증(tingling sense)이 나타나는 것인데 반해, 연관통이 나타나는 부위는 아무런 긴장이 느껴지지 않는다는 점이다. 즉, 아픈 부위를 자극해도 시원하거나 통증이 사라지지 않는다는 것이 차이점이다.

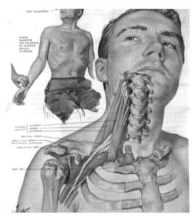 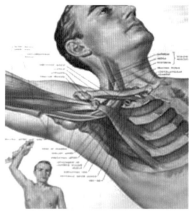

목갈비근에 의한 신경 압박. 앞목갈비근과 중간목갈비근 사이로 위팔신경얼기가 빠져나오는 것을 볼 수 있다. 목갈비근에 의해 위팔신경얼기가 압박당하면 노동맥(radial artery)의 맥박이 감소하며, 통증이 나타나기 때문에 팔을 머리 위에 올리고 다니게 된다.

작은가슴근에 의한 신경 압박. 위팔신경얼기가 빗장뼈(clavicle) 아래를 지나 작은가슴근 아래를 통과하는 것을 볼 수 있다. 작은가슴근에 의해 위팔신경얼기가 압박당하면 팔을 들어올릴 때 저림 증상이 나타난다.

[그림 11-3] 가슴문 증후군

　연관통이 나타나는 이유는 앞서 언급했듯이 뇌의 잘못된 판단에 의해 손상 부위가 아닌 다른 부위에서 통증이 나타나는 것인데, 그 이유는 다음과 같다.

　인체는 매 순간 뇌로 통증, 촉각, 시각, 청각, 고유 수용각 등 다양한 자극을 올려 보내게 된다. 척추, 팔, 다리, 관절, 피부뿐만 아니라, 내장기에서 동시에 다양한 자극이 올라가지만, 한곳에서 일차적으로 통합되는 부위가 있는데, 그 부위가 척수다. 척수에서 모든 신경은 1차 연접이 이루어지게 되며, 그 이후 통합된 하나의 신

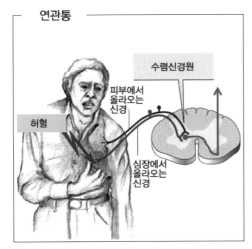

연관통

수렴신경원

피부에서 올라오는 신경

허혈

심장에서 올라오는 신경

[그림 11-4] 연관통의 수렴 이론. 위 환자는 심근경색으로 인해 발생한 심장의 통증 자극과 가슴 근육의 피부에서 올라오는 자극이 척수에서 만난 후 하나의 신경로를 따라 상행하는 것을 도식적으로 표현한 것이다.

경로를 따라 상행하여 뇌까지 전달되는데, 이 이론이 수렴 이론 (convergence theory)이다(그림 11-4). 이때 뇌는 내장에서 발생한 통증을 팔이나 다리에서 올라온 피부 통증으로 잘못 인식하게 되는 것이다. 그 대표적이 예가 폐 질환이 있을 경우 왼쪽 어깨가 아픈 것이다. 따라서 어깨 통증으로 인해 장시간 치료를 받았음에도 불구하고 치유되지 않는 경우 심장과 폐에서 발생한 연관통을 확인해 봐야 하는 것이다. 구체적인 내용은 [표 11-1]과 [그림 11-5]에 언급되어 있다.

[표 11-1] 손상 부위와 연관통 발현 부위

손상 부위	연관통 부위와 척수 분절
심장	가슴, 왼쪽 어깨, 왼쪽 팔(T1~5)
쓸개	오른쪽 상복부, 오른쪽 팔 아래(T7, 8)
횡격막	어깨 상부(C3~5)
위장	복부 중앙 위(T10~11)
십이지장	배꼽 위 복부(T9, 10)
신장	허리, 서혜부(L1, 2)
충수	오른쪽 하복부(T10)

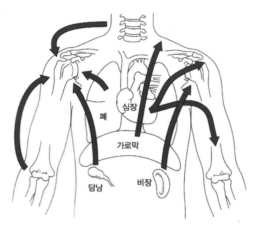

[그림 11-5] 내장기의 문제가
다른 인체 분절로 통증이 전이
되는 연관통의 도식

　팔 저림 현상은 신경 압박에 의한 것뿐만 아니라 근육의 긴장에 의
해서도 발생한다. 가령 어깨밑근, 넓은등근, 가시아래근, 가시위근
등에 근막통증 증후군(myofascial pain syndrome)이 발생하면 팔과 손 혹은
손가락으로 통증이 전이되는 것을 알 수 있다(그림 11-6~9). 따라서 팔
이 저리다는 것만으로 목 디스크라고 단정 지을 수는 없다.

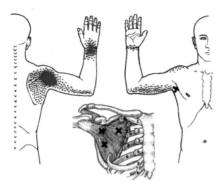

[그림 11-6] 어깨밑근(subscapularis)의
문제로 발생한 팔의 통증

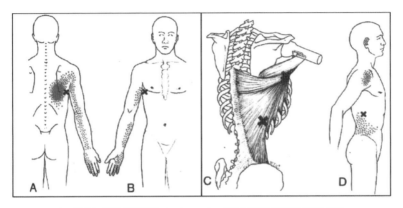

[그림 11-7] 넓은등근(latissimus dorsi)의 문제로 발생한 팔의 통증

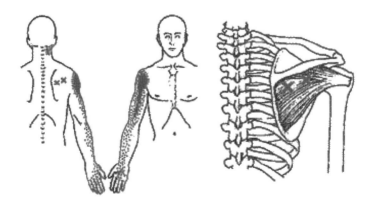

[그림 11-8] 가시아래근(infraspinatus)의 문제로 발생한 팔의 통증

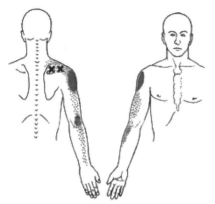

[그림 11-9] 가시위근(sufraspinatus)의 문제로 발생한 팔의 통증

그리고 손이 시리고 차거나 쥐는 힘이 떨어지고 심지어는 파랗게 변하는 청색증, 혹은 레이노드 증후군은 혈액 순환 장애의 대표적인 질환이다(그림 11-10). 특히 40대 이후 여성들에게서 자주 발병하는데, 이 질환은 정맥 순환이나 림프 순환이 원활하지 않아서 손이나 손가락이 시리고 차고 저리는 증상이 나타나는 것이다. 그렇다면 정맥 순환이 잘 안 되는 이유는 무엇이고, 정맥 순환이 차단 당하는 곳이 어디인지 안다면 엉뚱한 곳을 치료하느라 시간과 돈을 허비하는 일은 없을 것이다.

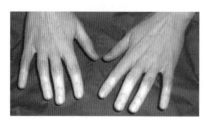

[그림 11-10] 레이노드 증후군(Raynaud's phenomenon). 손끝이 하얀색으로 변해 있고, 손등 전체가 혈액 순환이 되지 않는 모습이다.

손에서 올라와서 심장으로 되돌아 들어가는 정맥 혈관 중 대표적인 혈관이 빗장밑정맥(쇄골하정맥, subclavian vein)이다(그림 11-11). 빗장밑정맥은 가슴 쪽, 특히 작은가슴근 아래를 통과한 다음 빗장뼈 아래를 통과하게 된다. 그리고 위쪽에서는 목빗근 아래를 통과하는 목정맥(jugular vein)이 있다. 따라서 이들 근육들이 경직되면 손과 팔의 정맥 순환에 장애를 유발하게 되어 손끝이 시리고 차거나 저린 증상을 호소하게 된다. 치료의 초점은 이들 부위가 되는 것이다. 그러니 혈액 순환 장애라고 하여 혈행 개선제를 복용하거나 한약을 달여 먹을 게 아니라 정맥 혈관이 압박당하는 해당 부위를 적절히 이완시키는 조치를 취해야 한다.

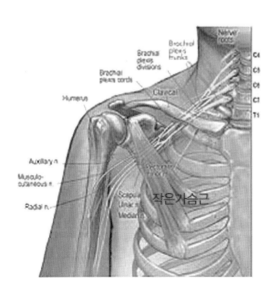

[그림 11-11] 빗장밑정맥
(subclavian vein)이 주로
압박당하는 작은가슴근 부위

12

내 아이의 집중력이 약하다면 내 탓?
혹은 네 탓? 아니면 조상 탓?

내 아이가 집중력이 떨어지고 주위가 산만하다면 척추 측만증을 의심해 봐야 한다. 척추 측만증이 생기면 척추가 휘는 문제로 인해 목과 등 그리고 허리에 통증이 생기고, 장시간 앉아 있을 수가 없기 때문에 집중력이 약해지고 주위가 산만해지는 원인이 된다. 심할 경우 폐를 압박하기 때문에 심폐 기능이 약화될 가능성도 있다.

주위가 산만하고 수업에 집중하지 못하면 선생님께 계속 지적을 받게 되고, 계속 지적을 받다 보면 학생 스스로 공부를 포기하는 최악의 상황으로 치닫기도 한다. 따라서 내 아이가 집중력이 떨어진다면 누굴 닮아서 그러느냐고 타박할 것이 아니라, 아이의 척추가 틀어지지는 않았는지 유심히 관찰해 봐야 할 일이다.

이와 더불어 학교에서 사용하고 있는 학생들의 책상과 의자 높이가 현재 성장하고 있는 아이들에게 맞지 않아 자연적으로 척추가 휘어진 상태로 앉을 수밖에 없는 환경적인 문제가 있지는 않은지 확인해 봐야 할 것이다.

[그림 12-1]에서 볼 수 있듯이 책상에 앉아 있을 때 등이 구부러질 수밖에 없는 책상에 앉아 있다면, 해당 학생의 척추는 당연히 휠 수밖에 없는 환경적 요인을 갖고 있다는 것을 알 수 있다.

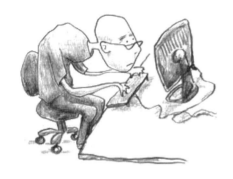

[그림 12-1] 척추가 휠 수밖에 없는 책상의 높이. 책상이 너무 낮아서 컴퓨터를 보고 자판을 두드리기 위해서는 자연적으로 등이 휘어지고, 머리를 들게 된다. 그리고 마우스를 조작할 경우에는 몸이 옆으로 휘는 자세가 될 것이다.

조금 다른 예일 수도 있겠지만 필자의 경험을 이야기하고자 한다. 필자의 아들은 일곱 살 유치원생인데, 필자의 아들이 마룻바닥에 앉아 있는 모습을 보면 척추가 둥글게 굽어지고 머리는 치켜들기 때문에 고심을 했었다. 그런데 유치원에서 원생들의 일부는 바닥에 앉고 일부는 의자에 앉아서 수업을 듣는다는 이야기를 들었다. 그래서 필자가 유치원에 전화해서 아이의 척추가 휘어지고 있으니 가능하면 바닥에 앉히지 말고 의자에 앉혀 달라고 부탁드렸다. 담임선생님은 아이의 척추가 휘어졌는지 몰랐다면서 내일부터 의자에 앉히겠다고 하셨고, 그 이후 아이가 집에서 텔레비전을 시청하거나 책상에 앉아 있을 때 척추가 바로 서 있음을 확인할 수 있었다.

이처럼 아이들이 많은 시간을 보내는 학교 환경의 구조적인 개선이 선행되어야 한다. 특히 담임 선생님들이 의료 지식이 없는 경우가 많으므로, 필자와 같은 의료 전문가를 상시적으로 방문케 하여 바른 자세 교육과 아이들의 성장에 맞는 책상 높이를 맞춰 줄 필요가 있을 것이다.

다시 본론으로 돌아와서, 그렇다면 척추 측만증이 생기는 이유는 무엇일까? 물론 척추가 휘어진 것이긴 하지만, 필자가 계속 강조하고 있듯이 척추는 척추 스스로 움직여서 틀어지는 것이 아니며, 척추를 움직여서 틀어지게 하는 인자가 있다. 그 답은 근육에서 찾아야 한다고 누차 말하고 있다. 즉, 척추 측만증은 척추가 휜 쪽(오목한 쪽)의 근육은 경직되고, 반대쪽(볼록한 쪽)의 근육은 약해진 상태이다. 따라서 치료적인 운동을 통해 반대로 만들어 주면 척추 측만증은 해결된다.

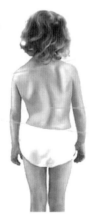

측만증 자세

불균형한 어깨

척추 커브

불균형한 골반

[그림 12-2] 척추 측만증 아이의 뒷모습. 휘어진 쪽 허리와 휘어진 쪽 어깨가 상승하며, 왼쪽 허리가 휘어져 있기 때문에 왼쪽 다리가 짧아지게 된다.

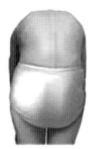
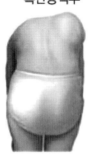

정상척추   측만증척추

[그림 12-3] 등을 구부렸을 때
정상인과 척추 측만증 환자의 차
이. 오른쪽에 튀어 오른 어깨 쪽
으로 등뼈가 굽어 있으며, 허리
는 왼쪽으로 굽어 있는 척추 측
만증 상태를 보여 주고 있다.

    정상적인 척추는 정면에서 보았을 때 일직선이며, 옆에서 보았을
때에는 목과 허리는 앞으로 휘고(전만곡) 등과 엉치는 뒤로 휘어져(후
만곡) 있다. 하지만 척추 측만증 환자는 뒤에서 보았을 때 척추가 좌
우로 휘어져 있는 것을 확인할 수 있다(그림 12-2). 일반적으로 쉽게
확인할 수 있는 방법은 [그림 12-3]에서 볼 수 있듯이 등을 구부렸
을 때 한쪽 날개뼈가 더 돌출되는 것을 볼 수 있는데, 돌출된 쪽으로
척추가 휘어져 있는 경우이다. 이 경우 허리 척추는 반대로 휘어지
게 되며, 허리가 휘어진 쪽 다리가 짧아지게 되고, 등이 휘어진 쪽
의 어깨는 상승하게 된다. 좀 더 자세한 설명은 [표 12-1]에 언급되
어 있다.

[표 12-1] 척추 측만증 자가 진단법
1. 똑바로 선 자세에서 거울을 보면 양 어깨가 수평을 이루지 않는다.
2. 골반의 높이가 다르다.
3. 양팔을 옆으로 내렸을 때 팔과 몸통 간격이 차이가 있다.
4. 신발굽이 서로 다르게 닳는다.
5. 사진을 찍을 때 항상 고개가 기울어 있다.
6. 옆구리에 주름이 잡혀 있다.
7. 외형적으로 좌우 가슴의 크기가 다르다.
6. 어깨를 펴고 선 모습을 옆에서 봤을 때 귀에서 떨어지는 선이 어깨 앞쪽에 위치한다.
7. 똑바로 누워서 재 보면 팔과 다리의 길이가 다르다.
8. 무릎을 펴고 상체를 숙였을 때 한쪽 등과 허리가 솟아 나와 있다.

척추 측만증의 원인은 여러 가지가 있다. 중추 신경계나 신경학적 이상으로 발생하는 신경 근육성 척추 측만증, 신경 섬유종에 의한 척추 측만증과 말판(Marfan) 증후군에 동반된 척추 측만증, 요통에 의한 척추 측만증, 습관적인 비정상적인 자세에 의한 척추 측만증 등 다양하지만, 90% 이상이 특발성 척추 측만증(idiopathic scoliosis)으로 알려져 있다.

특발성이란 그 원인을 알 수 없다는 뜻이다. 어쨌거나 구조적인 측만증을 제외하고는 모두 근육의 문제로 발생한 것이기 때문에 앞서 언급했듯이 경직되고 짧아진 근육은 늘려주고, 약해지고 늘어난 근육은 강화해 주면 척추는 제 모습을 찾아가게 된다. 그러니 내 아이의 척추가 틀어졌다고 해서 막연한 불안감을 가질 필요는 없을 것이다.

척추 측만증에 이렇다 할 효과를 보인 치료법은 아직 없다. 이 말은 수술이나 보조기를 제외한 그 어떤 치료가 효과가 없다는 것을 의미하는 것이 아니라, 치료 기술에 대한 효과가 문헌을 통해 공개되지 않았다는 의미이기도 하다.

물리 치료, 자세 교정, 교육, 생활 패턴 수정 등을 통해 척추 측만증이 해결된다는 것은 임상가들 사이에서 널리 알려진 사실이다. 중요한 것은 앞서 언급했듯이 근육의 균형을 맞춰주면 척추는 스스로 원래 위치로 돌아간다는 것이다.

사견이지만, 필자가 어릴 때는 척추 측만증이 없었다. 물론 지금처럼 병원을 찾는 일이 드문 시절이어서 미처 발견을 못한 것일 수도 있겠으나, 당시 필자와 요즘 아이들의 가장 큰 차이점은 활동 시간이다. 필자가 어린 시절에는 언제나 산과 들로 뛰어다니면서 놀았고, 항상 먼 거리를 걸어서 학교를 다녔기 때문에 척추가 정상적인 발달을 했을 것으로 추정할 수 있다. 야외 활동보다는 실내에서 생활하는 시간이 많고, 컴퓨터나 특히 스마트 폰을 장시간 사용하는 것이 요즘 아이들의 척추를 휘게 하는 가장 큰 원인이 아닌가 한다.

아이의 척추가 휘어져서 걱정스런 마음으로 아이와 함께 방문한 부모님께 필자가 항상 강조하는 말이 있다.

"아이를 밖으로 내보내십시오. 자유롭게 뛰어놀게 하면 척추는 정상적으로 발달합니다."

어쩌면 필자의 이런 추천이 정답일지도 모르겠다.

13

등이 굽는 이유는 무엇일까?

굽은 등(sway back)은 버섯목 증후군, 거북목(turtle neck) 혹은 두부 전방 이동 자세(forward head posture)라고 한다. 경추 7번의 후방 아탈구로 인해 옆에서 봤을 때 버섯모양처럼 불룩하게 솟아올라 있다고 해서 한의학에서는 버섯목 증후군이라고 부르는 모양이다.

그렇다면 등이 굽는 근본적인 이유는 무엇일까?

앞서 언급했듯이 긴허리근의 단축으로 인해 골반은 전방 경사되고, 요추가 전만됨에 따라 등뼈는 뒤로 굽는 후만(kyphosis)이 나타나는 것이다. 당연히 목뼈는 전만된다.

거북목 증후군 환자는 목 문제뿐만 아니라, 몸 전체에 문제가 생기는데, ① 허리뼈는 편평하게 되고, ② 어깨는 앞쪽으로 돌아오며, ③ 배 근육은 약해지고, ④ 반대로 허리의 만곡은 증가하는 경우도 있다. 목 근육은 경직되고, 등 근육은 약화되며, 엉덩 관절과 넙다리, 장단지 근육에까지 영향을 미치게 된다(그림 13-1).

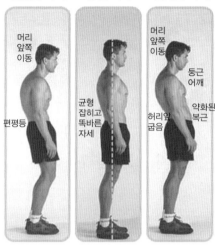

잘못된 자세   좋은 자세   잘못된 자세

[그림 13-1] 거북목을 유발하는 불량한 자세

거북목을 유발하는 일반적인 원인은 장기적인 컴퓨터 사용, 텔레비전이나 비디오 게임, 외상, 무거운 가방을 어깨에 장시간 둘러메는 것등이다. 이 외에도 교통사고 이후 적절치 못한 치료나 목 통증, 요통 또한 거북목을 일으키는 원인이 된다(그림 13-2).

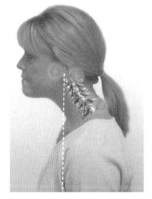

[그림 13-2] 거북목 환자들의 통증 발생 부위

필자의 임상 경험에 의하면 거북목은 여성들에게 호발하는 경향이 있는 것 같다. 뒷목이 불룩한 경우는 중년 여성들에게서 흔히 볼 수 있으며, 특히 여름날 짧은 티셔츠를 입고 있는 경우 확연히 눈에 보인다. 이런 분들은 두통이나, 목 결림, 등과 허리 통증, 가슴이나 복부에 통증이 동반될 가능성이 높다.

　거북목 환자들은 귀밑이나 목 뒤 혹은 목덜미와 아랫목에 통증 및 작열감, 두통, 섬유성 근통증을 일으킨다. 그뿐만 아니라 증상이 계속 진행되면 가슴문 증후군으로 이어지고 심지어 목 디스크로 진행되어 손이 저리고 쥐는 힘이 약해지는 등의 다양한 증상을 유발하게 된다.
　또한 곧잘 짜증이 나고, 쉽게 피로해지며, 눈이 자주 충혈될 뿐 아니라 식욕이나 성욕 및 의욕이 감퇴하거나 소화 장애를 유발하기도 한다.

14

등이 아픈 이유?

　현대인들은 요통만큼이나 등이 아파서 통증을 호소하는 경우가 많다. 몸을 움직이려고 하면 등이 아프고, 심할 경우에는 심호흡을 하면 등이 아파서 숨쉬기조차 곤란해지기도 한다.

　필자가 운영하는 홈페이지(다음카페 "22세기 척추연구소")에 필자가 올린 글 중에서 "등이 아픈 이유?"에 대한 글을 클릭한 조회수가 다른 질환에 비해 월등히 높다는 것은 현대인들이 등통증을 많이 호소한다는 방증일 것이다.

　필자의 홈페이지를 방문해서 글을 읽어본 후 자신의 증상과 똑같다면서 직접 전화를 걸어서 상담을 하는 경우도 있고, 평택에 사시는 한 어머님은 진주에 있는 본인의 연구소를 찾아와서 직접 치료를 받고 완치된 사례도 있었다. 이 분은 극심한 우울증을 앓고 계셨는데, 필자에게 눈물을 보이면서 그 간의 심적 고통을 토로하셨다. 그도 그럴 것이 병원에서 온갖 검사를 해봐도 마땅한 진단명이 나오지도 않고, 좋다하는 치료는 다 받아 봤지만, 돌아서면 다시 아프고 통증 때문에 잠들 수가 없을 정도로 고통이 심했다고 하셨다. 결국 의사는 정신과 진료를 의뢰하셨다는데, 자신을 정신병자 취급하는 의사에 대한 원망도 쏟아내셨던 기억이 난다. 요즘도 가끔씩 문자로 인사를 주고받는 열성팬 (?)이 되셨다.

위와 같은 사례는 허다하다.

특히 교통사고 이후 등근육의 경직으로 인해 자율신경계가 정상적으로 작동을 하지 않으니 통증이 악화되는 것이다. 하지만, 근육의 경직 유무는 방사선상에 나타나지 않으니 의사는 혼란을 일으키게되고, 진단도 안나오고, 치료를 뭘 해야할지 모르니 결국 환자 개인의 정신적인 문제로 책임을 전가하니 환자와의 신뢰도는 떨어지고, 환자의 몸 상태는 자꾸만 악화되는 것이다.

그렇다면 등이 아픈 이유는 무엇일까?

앞서 언급했듯이 등근육이 경직되기 때문이다.

그렇다면 등근육이 경직되는 이유는 무엇일까?

교통사고 후유증, 근막통증증후군, VDT 증후군 등 각종 질환의 동반증상으로 출현하지만, 치료를 위한 해결책은 어디에서 찾아야 할까?

왜 긴허리근이 등뼈를 굽게 하고, 등근육을 경직되게 만들며, 통증을 유발하는지는 "2장. 우리 몸이 아픈 이유는 무엇일까?"를 참고하기 바란다.

긴허리근이 짧아지고, 등근육이 경직되는 이유는 좌식생활을 오래 하는 직업적인 부분과도 관련이 있다. 장시간 오랫동안 앉아 있으면 등이 구부러진 상태가 되기 때문에 등에 많은 부하가 걸리게 된다.

이러한 상태가 지속되면 등근육들이 약화되거나 경직되는데, 이런 상태에서 격렬하게 움직이는 골프나 테니스 스윙 혹은 무거운 물건을 드는 동작시 허리가 아닌 등쪽에 결리는 듯한 통증이 나타나면서 장시간 사라지지 않고 성가시게 한다.

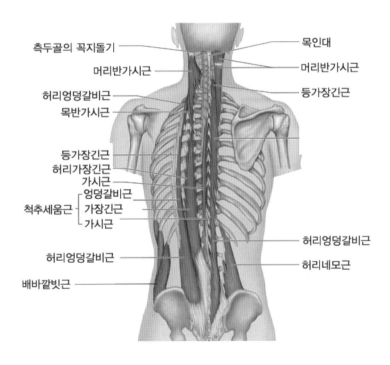

[그림 14-1] 심부에 있는 주요 등 근육들

[그림 14-1]에서 볼 수 있듯이 등가장긴근(흉최장근, longisimus thoracis)과 허리엉덩갈비근, 등허리엉덩갈비근(iliocostalis lumborum and thoracis)은 척추 전체에 연결되어 있으며, 목반가시근과 머리반가시근(splenius capitis and cervicis)은 두개골에서 목뼈와 등뼈에 붙어 있기 때문에 목의 움직임이 등 척추와 연관되어 있다는 것을 알 수 있다. 이 외에도 회전근들, 극간근, 횡간근 등 척추에 붙어 있는 작은 근육들이 등의 움직임에 관여한다는 것을 알 수 있다. 이들 근육들은 심부에 있기 때문에 자극하기가 쉽지 않고, 치료 효과 또한 빠르게 나타나지 않는다는 특징이 있다.

등이 아프면 가슴 앞쪽으로 통증이 출현하기도 하며, 이럴 경우 협심증을 의심하게 되고, 심장 초음파나 심전도 측정을 해 보기도 한다. 협심증에 의해 발생하는 가슴 앞쪽 통증과 등의 경직에 의해 가슴 앞쪽에 출현하는 통증 양상의 차이점은 19장을 참고하기 바란다.

등 근육이 경직되면 잘 체하거나 반대로 체했을 때에 등 쪽에 통증이 생기기도 하고, 소화 장애가 동반되기도 한다.

왜 이러한 현상이 연동되어 나타나는 것일까? 그 이유는 자율 신경계의 기능 부전(autonomic dysfunction) 때문이다.

가령, 목에 있는 척추 신경에 전도 장애가 생기면 팔이 저린다. 이 경우를 목 디스크라고 한다. 반대로 허리에 있는 척추 신경에 전도 장애가 생기면 다리가 저린다.

그렇다면 등에 있는 척추 신경에 전도 장애가 생기면 어떠한 현상이 발생할까?

등에 있는 척추 신경은 자율 신경계를 이루면서 주로 내장기에 영향을 미친다(그림 14-2). 따라서 등이 결리면 등에서 빠져나오는 척추 신경을 압박하게 되고, 등 척추 신경은 내장기에 영향을 미쳐 잘 체하거나 배가 더부룩해지는 등 소화 장애가 생기게 된다. 또 설사나 변비가 생기기도 하고, 생리 불순이나 생리통이 증가하기도 한다.

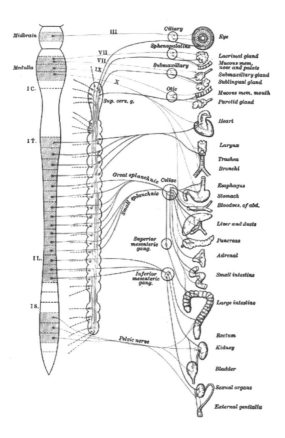

[그림 14-2] 자율 신경계와 신경 지배 부위

여기서 잠깐, 우리가 배가 아프거나 체했을 때 손가락 끝에 피를 내면 아픈 증상이 사라지는데, 서양 의학적으로는 등의 척추를 교정함으로써 간단히 해결하기도 한다. 가령 딸꾹질이 심해서 며칠간 딸꾹질이 멈추지 않던 환자도 등 척추를 교정하면 그 순간 딸꾹질이 멈춘다.

필자는 일곱 살 난 아들과 다섯 살 난 딸을 키우고 있는데, 아이 키우는 부모라면 병원을 열지 않는 일요일이나 저녁 늦은 시간에 아이가 토하거나 체한 증상이 있어 불안했던 경험이 있을 것이다. 이때 필자는 아이의 등을 교정해 준다. 그러면 아프던 배가 낫고, 소화가 잘 안되거나 설사를 하는 경우에도 즉각적인 효과가 나타낸다. 트림을 하기도 하고, 방귀를 뀌기도 하는 것이다.

이렇듯 등 척추에서 나오는 열두 쌍의 신경이 내장의 연동 운동에 주로 관여하기 때문에 이들 등 척추 신경이 압박을 받거나 신경 흐름이 원활하지 않을 경우 그 등 척추 신경이 지배하는 장의 연동 운동이 원활하지 않게 되는 것이다. 이때 배 아픈 약이나 설사약을 먹일 것이 아니라, 등 척추 교정을 통해 신경 흐름을 원활하게 해 주면 쉽게 해결된다.

그리고 앞서 언급했듯이 등 근육에 긴장을 유발하는 등가장긴근과 등 척추에 연결되어 있는 등 근육들을 적절히 이완시켜 주면 자율 신경계의 문제나 등이 아픈 것을 해결할 수 있다.

<u>15</u>

퇴행성 관절염
: 불치병? 수술이 최선일까?

    퇴행성 관절염(degenerative arthritis)이란 말 그대로 관절의 퇴행으로 인해 관절에 염증이 생긴 상태를 말한다. 이러한 관절염은 인체의 모든 관절에서 발생하지만, 특히 퇴행성 관절염이 가장 빈번하게 발생하는 곳은 무릎 관절이다(그림 15-1~2).

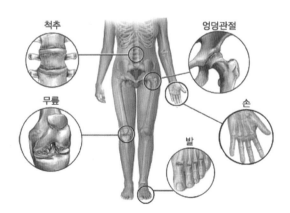

[그림 15-1] 퇴행성 관절염이 호발하는 부위

그 이유는 무릎은 다른 관절과는 달리 넙다리뼈와 정강뼈가 불안하게 관절면을 이루고 있으며, 체중과 중력에 항상 노출되어 있고, 많은 부하가 가해져 마모나 손상이 호발한다는 해부학적인 약점이 있기 때문이다.

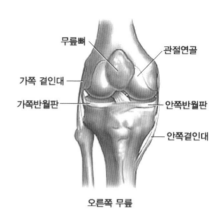

[그림 15-2] 퇴행성 관절염이 호발하는 부위

그렇다면 퇴행성 관절염을 유발하는 이유는 무엇일까?

체중? 나이? 가족력? 직업력? 또 다른 이유는 어떤 것이 있을까?

체중은 퇴행성 관절염을 유발하는 대표적인 이유로 알려졌다. 의사들도 퇴행성 관절염 환자들에게 가장 흔히 하는 이야기가 살을 빼라는 조언이다. 사실 체중을 줄이는 일이 말처럼 쉽지 않다. 특히 노인일 경우 운동으로 살을 빼는 데는 한계가 있고, 또한 무릎에 통증이 있는 분이 운동으로 살을 빼기란 그리 만만한 일이 아니다.

그렇다면 체중이 많이 나가면 퇴행성 관절염이 발생한다는 것이 사실일까?

이 조언이 사실이라면 체중이 많이 나가는 모든 사람에게서 퇴행성 관절염이 발생해야 하며, 반대로 체중이 왜소한 사람은 퇴행성 관절염이 생기지 않아야 하는 것은 아닐까? 너무 극단적인 반문인가?

　나이가 많기 때문에 퇴행성 관절염이 오는 것일까?

　나이가 여든이 넘은 노인이라도 퇴행성 관절염이 발생하지 않는 경우가 허다하며, 반대로 30대에도 손상에 의해 퇴행성 관절염이 발생한다. 특히 특정 운동선수들은 이보다 더 어린 나이에도 퇴행성 관절염이 발생하여 선수 생활을 포기하는 경우도 있다. 쇼트 트랙 국가대표였던 김동성 선수가 이와 같은 경우였다.

　가족력? 직업? 모두 같은 맥락에서 이해될 수 있을 것이다.

　그렇다면 퇴행성 관절염을 일으키는 가장 큰 이유는 무엇일까?

　그 해답 역시 근육에서 찾아야 한다. 2장에서 이미 자세히 언급했지만, 다시 한 번 언급하고자 한다. 퇴행성 관절염 환자들이 하나같이 O-다리를 취하고 있는 데서 그 해답을 유추해 볼 수 있다.

　여기서 잠깐, 퇴행성 관절염 환자들이 뼈 자체가 휘어서 O-자 다리를 취하는 경우는 거의 없다. 물론 구루병이나 당뇨병으로 인해 뼈 자체가 휘어질 가능성을 배제할 수는 없지만, 위의 질환이 없는 상태에서 발생한 O-자 다리나 퇴행성 관절염으로 인한 O-자 다리는 그 원인이 근육에 있는 것이다.

　O-자 다리를 하고 있는 퇴행성 관절염 환자를 유심히 관찰해 보면 엉덩 관절과 무릎 관절이 약간 굽어 있고, 바깥으로 휘어져 있다. 허

리는 엉거주춤하게 숙여져 있고, 등은 구부러져 있다(그림 15-3).

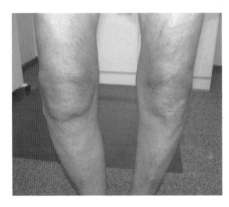

[그림 15-3] 퇴행성 관절염이 발생한 무릎. 무릎뼈(슬개골, patella)가 부어 있고, 무릎 관절이 굽고, 바깥으로 휘어져서 O-자 다리가 되었다. 또한 엉덩 관절은 굽힘과 가쪽돌림 상태이며, 등과 목이 구부정하고, 발목은 안쪽번짐(inversion) 상태이다.

정상적으로는 관절 연골(articular cartilage)에 가해지는 부하는 거의 제로에 가깝다. 얼음보다 더 미끄러운 것이 관절 연골이다. 따라서 정상 상태에서는 관절 연골에 마찰력이 생기지 않는다. 그렇기 때문에 마찰에 의한 손상이나 부종 그리고 관절이 닳는 퇴행이 발생하지 않는다.

그렇다면 관절 연골이 닳는 이유는 무엇일까? 그 이유는 넙다리뼈와 정강뼈가 만나서 이루는 넙다리정강관절(tibiofemoral joint)에 관절 불일치(joint incongruency)가 생긴 상태에서 부하가 가해지기 때문이다. 관절 불일치 상태에서 부하가 가해지면 관절 연골에 마찰력이 생기고, 연골이 손상되어 붓고, 통증이 생기는 등 관절 연골이 닳는 퇴행의 과정을 거치게 된다(그림 15-4).

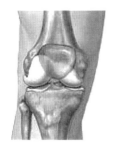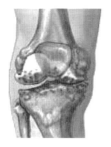

[그림 15-4] 정상적인 무릎 관절 (왼쪽)과 퇴행성 관절염이 발생한 무릎 관절(오른쪽). 건강한 무릎 관절에 비해 퇴행성 관절은 관절면이 붓고, 피가 나며 마모되어 안쪽의 관절면이 서로 붙어 있는 것을 볼 수 있다.

 따라서 관절의 구조적인 문제, 즉 관절 불일치를 해결하지 않은 상태에서 통증을 제거하거나, 뇌가 통증을 인지하지 못하게 하거나, 붓기를 빼거나 하는 모든 조치들이 무용지물이라는 것이다. 오히려, 이러한 조치들이 관절의 파괴를 가속화할 수 있다. 그 이유는 다음과 같다.

 인간이 통증을 느끼는 것은 손상으로부터 해당 부위를 보호하고자 하는 뇌의 반사적인 작용이다. 이런 보호 작용을 관절 불일치를 개선하지 않은 상태에서 약물이나 주사로 무력화한다면 약발(?)이 떨어진 이후에는 관절 파괴가 더 많이 진행되는 것이다. 즉, 통증이 있으면 절뚝거리면서 해당 부위를 보호하면서 걷게 되지만, 약물이나 주사에 의해 통증이 느껴지지 않으면 정상적인 부하를 가하게 될 것이고, 관절 불일치 상태인 관절에는 더 많은 부하가 가해지기 때문에 관절 파괴는 더 악화된다. 그러니 약발(?)이 떨어진 이후에는 처음보다 더 심한 통증을 느끼게 되는 악순환이 반복되는 것이다.

 따라서 엉덩 관절과 무릎 관절의 폄근과 안쪽돌림근을 강화하고, 짧아진 가쪽돌림근과 굽힘근은 신장 운동을 통해 늘려주면 무릎 관절은 정상 정렬(normal alignment) 상태가 될 것이다. 그러면 무릎 관절은 펴질 것이고, 관절 연골에 가해지는 부하는 감소될 것이며, 관절 연골은 더 이상 퇴행되지 않을 것이기 때문에 통증도 사라지게 된다.

인공 관절 대치술은 인접한 관절의 파괴를 가속화한다.

현재 한의사들은 퇴행성 관절염 환자에게 주로 봉침을 사용하고 있고, 의사들은 처음에는 약과 주사를 사용하고 그 다음은 진통제를 투약한다. 그 이후에 무릎이 붓고 통증이 심해지면 관절 내시경(arthroscopy)을 통해 관절 내부를 청소하듯이 이물질을 제거하는 수술을 하고, 그럼에도 불구하고 환자가 통증을 호소하면 종국에는 관절에 있는 연골을 절제하고 인공 관절을 대치하는 수술을 하게 된다.

퇴행성 관절염 환자에게 통증을 감지하는 연골을 제거하고 통증 감지기(pain receptor)가 없는 인공 관절을 삽입하면 당장에는 무릎 관절에 통증이 없기 때문에 만족스러운 수술이라고 여길지 모르지만, 그러한 기분 좋은 느낌은 오래가지 않는다.

그 이유는 첫째, 인공 관절은 수술 후 약 10년이 지나면 다시 재수술해야 한다. 인공 관절을 10년 주기로 재수술한다는 생각만 해도 끔찍하다. 두 번째 이유는 인공 관절은 비정상적인 자세(주로 무릎을 구부린 자세)를 취함으로써 엉덩 관절과 발목 관절, 허리와 등 그리고 목 척추에 비정상적인 스트레스를 주기 때문에 무릎 관절에는 통증이 생기지 않는다 하더라도 다른 신체 부위에서 다양한 통증을 느끼게 될 것이다.

계속 강조하지만, 퇴행성 관절염이 발생하는 이유는 체중 혹은 나이 때문이 아니라, 무릎 주위 근육들의 단축 혹은 경직 때문이다. 그 결과 무릎 관절이 불일치되고, 무릎 관절이 O-자 다리가 되어 관절에 가해지는 비정상적인 부하는 증가하게 되며, 관절 내부의 마찰력이 증가해 퇴행성 변화와 통증이 나타나는 것이다. 따라서 퇴행성 관절염이 발생하는 원인에 대한 이해 자체가 다르기 때문에 치료 접근 또한 달라져야 한다.

현대 의학은 체중과 나이가 퇴행성 관절염을 일으키는 원인이라고 생각하기 때문에 체중을 줄이지 못하고 나이를 줄이지 못하면, 퇴행성 관절염이 발생한 관절로 치료적인 접근을 하게 되고, 종국에는 인공 관절 수술로 결론을 맺게 된다(그림 15-5).

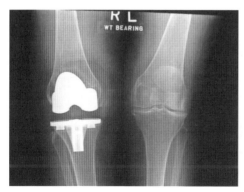 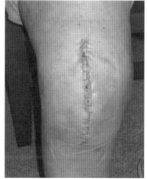

[그림 15-5] 인공 관절 수술을 한 모습(왼쪽)과 환자 모습(오른쪽)

하지만 필자는 무릎 주위 근육들의 경직에 의한 관절 불일치가 퇴행성 관절염을 유발하는 근본 이유라고 판단하기 때문에 문제가 되는 근육들을 적절히 자극하고 강화하면 퇴행성 관절염을 치료할 수 있다고 확신하는 것이다.

실제로 필자가 운영하는 연구소를 방문해 허리 통증을 호소하는 환자들은 퇴행성 관절염을 같이 앓고 있는 분들이 허다하다. 환자들을 적절히 치료하면 허리 통증과 더불어 무릎 통증 또한 사라지거나 개선되는 것은 볼 수 있다.

퇴행성 관절염을 불치의 병이라 여기고 통증을 참고만 살 것이 아니라, 적절한 근육 이완 및 근력 강화 운동을 통해 정상 관절이 될 수 있다는 것을 명심하기 바란다.

16

무릎이 아프면 모두 퇴행성 관절염일까?
: 무릎 넙다리 관절 통증 증후군

무릎이 아프면 모두 퇴행성 관절염일까?

실제로는 그렇지 않다.

40세 미만의 무릎 관절 통증은 퇴행성 관절염보다 무릎 넙다리 관절 통증 증후군(patellofemoral pain syndrome)일 가능성이 높다.

현대 의학은 방사선 촬영을 통해 관절면의 퇴행을 발견하려고 노력하며, 방사선상에 관절면의 퇴행이나 간격의 협소(narrowing)가 보이지 않으면 혼란스러워 한다. 관절면의 퇴행이나 협소가 발견되지 않음에도 불구하고 환자가 무릎 통증을 호소한다면 무릎 넙다리 관절 통증 증후군일 가능성이 높다.

무릎 넙다리 관절 통증 증후군은 무릎을 굽히고 펼 때 넙다리뼈 위에서 위아래로 움직이는 무릎뼈(patellar)에 마찰이 생기기 때문에 통증이 나타나는 것이며, 이러한 마찰을 증가시키는 원인은 가쪽넓은근(vastus lateralis)과 안쪽넓은근(vastus medialis)의 힘의 불균형, 즉 가쪽넓은근은 경직되어 있고, 안쪽넓은근은 약화되어 있기 때문이다(그림 16-1).

결국 통증의 원인은 근육이기 때문에 방사선상에 나타나지 않는 것이다.

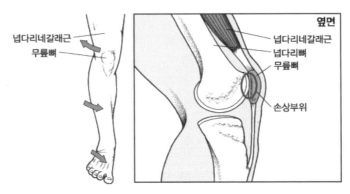

[그림 16-1] 무릎 넙다리 관절 통증 증후군이 발생하는 부위. 적색 동그라미 부위가 손상되는 부위이다.

무릎 관절은 [그림 16-2]에서 알 수 있듯이 두 개의 관절로 이루어져 있다. 즉, 넙다리뼈와 정강뼈가 만나서 이루는 넙다리 정강 관절(tibiofemoral joint)과 넙다리뼈와 무릎뼈가 만나 이루는 무릎 넙다리 관절(patellofemoral joint)이다.

참고로 퇴행성 관절염이 호발하는 관절은 넙다리 정강 관절이다.

이와는 달리 무릎 넙다리 관절 통증은 주로 무릎뼈 앞쪽에 통증이 호발하기 때문에 무릎 앞 통증(anterior knee pain)이라고도 한다.

그렇다면 무릎 넙다리 관절 통증이 발생하는 이유는 무엇일까?

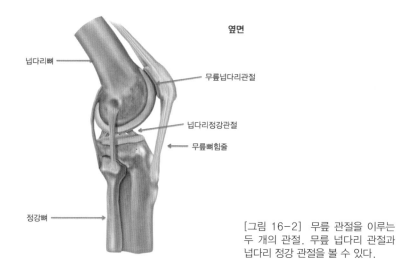

옆면

넙다리뼈

무릎넙다리관절

넙다리정강관절

무릎뼈힘줄

정강뼈

[그림 16-2] 무릎 관절을 이루는 두 개의 관절. 무릎 넙다리 관절과 넙다리 정강 관절을 볼 수 있다.

그 이유는 넙다리뼈 위를 지나는 무릎뼈가 비정상적으로 움직이기 때문이다. 영어로는 Maltracking이라고 하며, '비정상적인 활주'로 번역한다.

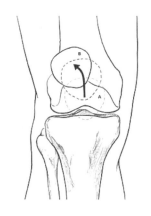

[그림 16-3] 무릎뼈가 과도하게 바깥쪽 위로 이동하는 모습

그렇다면 무릎뼈가 Maltracking을 하는 이유는 무엇일까? 그 이유는 무릎 바깥에 있는 가쪽넓은근이 경직되고, 안쪽에 있는 안쪽넓은근이 약해서 무릎뼈가 과도하게 바깥 위쪽 방향으로 이동하기 때문이다(그림 16-3).

이런 환자들은 주로 나이가 젊고, 앉았다 일어날 때 무릎에서 똑똑거리는 소리가 난다고 말한다. 또 무릎뼈를 위아래로 움직이면 가는 소리(grinding sound)가 들리며, 계단을 오르고 내릴 때 통증이 나타나기도 하지만, 평지 보행 시에도 불편한 느낌이 있어서 다리를 툴툴 터는 행동을 하기도 한다. 물론 이런 행동으로 증상이 개선되지는 않는다.

무릎 통증이 무릎 넙다리 관절 통증 증후군인지 알 수 있는 자가 검진법이 있다. [그림 16-4]에서 처럼 똑바로 선 자세에서 무릎뼈를 한 손으로 감싸듯이 쥔 다음 무릎뼈를 아래 방향으로 민 다음 넙다리 근육을 수축시키면 무릎뼈가 손바닥 밑에서 위쪽으로 움직이게 되는데, 이때 순간적인 통증을 느낀다면 무릎 넙다리 관절 통증 증후군이다.

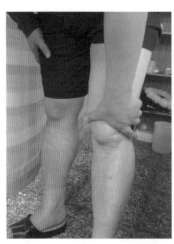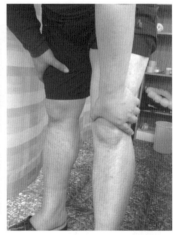

[그림 16-4] 무릎 넙다리 관절 통증 증후군 자가 검진법. 한 손으로 무릎뼈를 감싸듯이 쥔 다음(왼쪽) 넙다리 근육에 힘을 주면 무릎뼈가 손바닥 아래에서 위로 움직인다(오른쪽). 이 순간 통증이 나타나면 양성이다.

자가 검진이 양성일 경우 바깥쪽에 있는 가쪽넓은근은 스트레칭이나 마사지 등을 통해 늘려주고 안쪽에 있는 안쪽넓은근은 근력 강화 운동을 통해 강화해 주자. 근육이 제 모습을 찾으면 무릎뼈가 정상적으로 움직이게 되고, 넙다리뼈와의 마찰력이 감소되기 때문에 무릎 통증 또한 사라질 것이다.

안쪽넓은근을 강화하는 간단한 방법이 있다. 선 자세에서 무릎을 안쪽으로 모으면서 굽혔다 폈다 하는 동작을 30~50회 정도 반복해 주면 약화된 안쪽넓은근이 강화되기 때문에 그 순간 무릎에서 나는 소리도 없어지고, 통증도 사라지게 된다. 통증이 사라지지 않으면 무릎을 굽혔다 폈다 하는 동작을 재차 실시하고 난 후 쪼그려 앉았다 일어나 보거나 움직여 보면 통증이 사라지게 된다. 반드시 기억해야 할 점은 무릎을 안쪽으로 모은 상태에서 구부리고 펴는 운동을 해야 한다는 점이다. 발끝이 안쪽을 약간 향하는 안짱다리(toe in gait) 자세를 취한 상태에서 무릎을 안쪽으로 모으고 구부리는 운동을 하는 것이 도움이 된다.

자세한 운동법은 29장 '무릎 통증 예방을 위한 자가 운동'을 참고하기 바란다.

17

어깨가 아프면 모두 오십견인가?

어깨가 아프면 모두 오십견일까?

그렇지 않다. 어깨가 아픈 데에는 다양한 원인이 있을 수 있다. 단순한 어깨 결림에서 시작해 회전근개 파열, 충돌 증후군, 석회성 건염, 오십견, 관절순이 찢어지는 슬랩(SLAP), 회전근개건염 등의 질환이 어깨 통증을 일으킬 수 있다.

오십견은 나이가 50대일 때 흔히 유발된다고 하는데, 그렇다면 50대 나이에 발생하는 어깨 통증은 모두 오십견일까? 반대로 50대가 아닌 사람이 어깨가 아프면 오십견이 아닐까?

위의 두 가지 가설 모두 정답이 아니다.

오십견과 일반적인 근육통은 능동적인 관절 가동 범위와 수동적인 관절 가동 범위가 차이가 있느냐 없느냐로 알 수 있다. 즉, 오십견은 수동 관절 가동 범위와 능동 관절 가동 범위가 모두 제한이 있는데 반해, 근육통에 의한 어깨 통증은 수동 관절 가동 범위는 정상이라는 것이 가장 큰 차이점이다(표 17-1).

[표 17-1] 오십견과 충돌 증후군의 증상별 차이		
	오십견(frozen shoulder)	충돌 증후군(impingement syndrome)
호발 연령	40~60세	20~40세
특징	야간통	움직일 때 통증
손상 부위	관절낭	가시위근 힘줄
연관통 유무	어깨세모근 조면 부위	팔과 손으로 저리는 증상
능동 관절 가동 범위	제한적임	정상임
수동 관절 가동 범위	제한적임	제한적임
통증	모든 동작 시 통증이 출현함	주로 어깨벌림 시 통증이 출현함

어깨 통증의 가장 흔한 원인은 무엇일까?

단연 근육통일 것이다. 어깨 주위를 둘러싸고 있는 근육군을 회전근개(rotator cuff)라고 하며, 회전근개는 가시위근(supraspinatus), 가시아래근(infraspinatus), 작은원근(teres minor), 어깨밑근(subscapularis)으로 구성된다. 이 중 가시위근이 가장 많이 손상되는데, 가시위근의 힘줄에 염증이 생긴 상태를 가시위근 힘줄염(supraspinatus tendinitis)이라고 한다.

하지만 이 병명은 정확한 진단명이 아니며, 끼임 증후군 혹은 충돌 증후군(impingement syndrome)이라고 하는 것이 정확한 표현이다. 실제로 국제 학술지에서 가시위근 힘줄의 염증 질환을 검색하기 위해서는 "impingement syndrome"이라고 입력해야 관련 논문이 검색된다.

그렇다면 가시위근이 충돌을 일으키는 이유는 무엇일까?

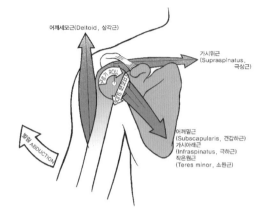

어깨세모근(Deltoid, 삼각근)

가시위근
(Supraspinatus,
극상근)

어깨밑근
(Subscapularis, 견갑하근)
가시아래근
(Infraspinatus, 극하근)
작은원근
(Teres minor, 소원근)

방향 ABDUCTION

[그림 17-1] 어깨 관절을 벌
릴 때 관여하는 근육군들. 어
깨세모근과 가시위근의 수축
과 어깨밑근, 가시아래근, 작
은원근의 수축의 조합에 의해
팔을 들어 올리게 된다.

[그림 17-1]에서 볼 수 있듯이 팔을 옆으로 들어 올릴 때 어깨세모
근(deltoid)과 가시위근(supraspinatus)의 수축으로 팔을 벌리게 된다. 이
동작을 구르기(rolling)라고 한다. 이때 동시에 어깨밑근, 가시아래근,
작은원근이 수축해서 어깨 관절을 아래쪽으로 끌어당겨야 통증 없이
정상적인 어깨 벌림 동작이 가능하다. 이 움직임은 미끄러짐 혹은 활
주(sliding or gliding)라고 한다.

만약 어깨세모근과 가시위근은 정상이지만, 어깨 관절을 아래쪽으로
끌어당기는 근육이 정상적으로 작동하지 않는다면 어떤 일이 벌어질까?

[그림 17-2]에서 볼 수 있듯이 위쪽으로 구르기만 일어나면 언젠가
는 어깨 관절 위쪽과 충돌을 일으키게 된다. 그 결과 위팔뼈머리와 위
팔뼈머리가 만나는 부리봉우리아치(coracoacromial arch) 사이를 지나는

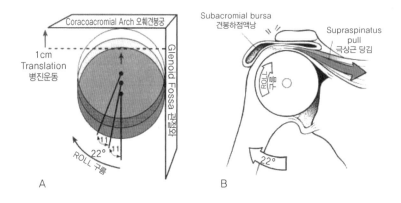

[그림 17-2] 위팔뼈머리를 아래쪽으로 끌어내리는 근육이 작용하지 않을 때의 모습. 아래 방향으로의 미끄러짐(gliding) 움직임이 없이 위쪽으로 구름 동작(rolling)만 일어나면 가시 위근이 충돌을 일으키게 되어 팔을 벌릴 때 통증을 느끼게 된다.

가시위근이 그 사이에서 끼이면서 팔을 벌릴 때 순간적인 통증이 발생하는 것이다.

이제 치료는 어떻게 하면 될까?

답은 이미 그림과 설명을 통해 제시되었다. 아래쪽으로 끌어당기는 근육을 마사지하거나 스트레칭해 주면 위팔뼈머리를 아래쪽으로 끌어당기는 세 개의 근육이 정상적으로 작동하게 되고, 가시위근은 더 이상 충돌을 일으키지 않게 될 것이다.

팔을 들어 올릴 때 어깨가 아프다고 하여 가시위근에 심부 마찰 마사지를 하거나, 관절 가동 운동을 하는 것은 도움이 되지 않는다는 것을 명심하기 바란다.

18

오십견은 꺾어야 한다?

앞서 다루었듯이 오십견은 40~60대 사이에서 주로 발병하며, 50대에 호발한다고 하여 오십견이라고 한다.

하지만 오십견의 정확한 병명은 유착성 관절낭염(adhesive capsulitis)이다. 즉, 관절을 싸고 있는 관절낭이 유착(adhesion)되어 염증을 일으킨 상태를 말한다(그림 18-1).

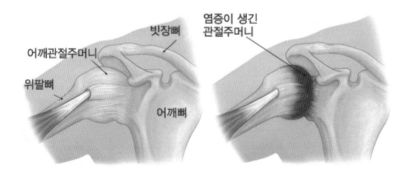

[그림 18-1] 정상적인 어깨 관절(왼쪽 그림)과 관절낭의 유착으로 인해 염증이 발생한 어깨 관절(오른쪽 그림)

주요 증상은 관절의 유착으로 인해 팔을 움직일 수 없고, 팔이나 어깨, 날갯죽지 등으로 통증이 방사되는 것이다. 특히 야간통이 심한 것이 다른 어깨 질환과는 다른 특징이다.

그리고 어깨의 관절 가동 범위를 테스트해 봄으로써 진단할 수 있다. 오십견은 다른 어깨 통증과는 달리 능동 및 수동 관절 가동 범위가 모두 제한되는 것이 특징이기 때문에 힘을 뺀 상태에서 움직였을 때 어깨가 잘 움직이면(수동 관절 가동 범위) 오십견이 아닐 가능성이 높다.

오십견은 관절이 굳어 있기 때문에 일반적으로 꺾어야 한다고 알려져 있으며, 실제로 병원에서는 환자들의 고통을 수반하면서까지 꺾기 운동을 하고 있다. 하지만 과도한 외력은 관절 내부에 또 다른 출혈 및 염증을 유발하며, 통증의 원인이 되기도 한다. 관절 내부의 상황이 이러함에도 불구하고, 날마다 꺾기 운동을 하고 있는 것이다.

필자의 임상 경험으로는 관절 자체가 굳어 있는 경우는 매우 드물며, 주로 관절 주위 연부 조직, 특히 근육 경직으로 인한 통증 때문에 움직일 수 없는 경우가 허다했다. 따라서 어깨 관절 주위근의 통증을 제거하면 어깨 관절은 정상적으로 움직이게 된다는 것이 필자의 지론이다.

[그림 18-2~4]에서 볼 수 있듯이 어깨 관절 주위에는 근육이 매우 많다는 것을 알 수 있다. 어깨 앞쪽에는 앞어깨세모근, 위팔두갈래근,

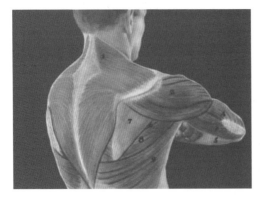

[그림 18-2] 어깨 뒤쪽 근육들. 등세모근, 어깨세모근, 가시아래근, 가시위근, 작은원근, 큰원근, 넓은등근, 위팔세갈래근 등이 보인다.

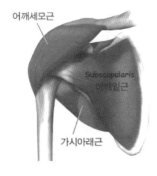

[그림 18-3] 어깨뼈 안쪽 근육. 어깨세모근, 어깨밑근, 가시아래근이 보인다.

부리위팔근, 위팔근, 큰가슴근, 작은가슴근, 앞톱니근이 있고, 어깨 뒤쪽에는 앞·가운데·뒤등세모근, 위팔세갈래근, 뒤어깨세모근, 어깨올림근, 가시아래근, 작은원근, 큰원근, 넓은등근, 큰마름근과 작은마름근이 있으며, 어깨 옆쪽에는 가운데어깨세모근, 가시위근 등이 있다.

이 모든 근육들이 어깨를 움직이는 데 관여하는 근육들이며, 이들 근육들을 하나 하나 풀어 주면 팔을 자연스럽게 움직일 수 있다. 따라서 환자에게 극심한 고통을 유발하면서까지 꺾기 운동을 하는 것은 무모하기 짝이 없는 노릇이다.

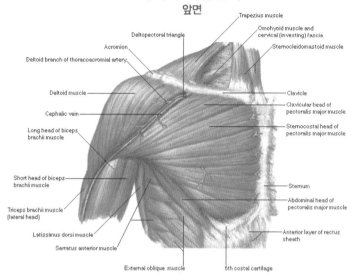

어깨와 가슴근육
앞면

Trapezius muscle

Omohyoid muscle and
cervical (investing) fascia

Deltopectoral triangle

Sternocleidomastoid muscle

Acromion

Deltoid branch of thoracoacromial artery

Clavicle

Deltoid muscle

Clavicular head of
pectoralis major muscle

Cephalic vein

Sternocostal head of
pectoralis major muscle

Long head of biceps
brachii muscle

Short head of biceps
brachii muscle

Sternum

Triceps brachii muscle
(lateral head)

Abdominal head of
pectoralis major muscle

Latissimus dorsi muscle

Anterior layer of rectus
sheath

Serratus anterior muscle

External oblique muscle

6th costal cartilage

[그림 18-4] 어깨 앞쪽 근육들. 앞톱니근, 큰가슴근, 작은가슴근, 어깨세모근, 넓은등근 등이 보인다. 이 외에도 부리위팔근, 위팔근 등이 있다.

<u>19</u>

가슴 통증
: 등 척추가 굳으면 가슴이 아프다

가슴통증(흉통)은 협심증(angina pectoris)의 대표 증상이다. 환자에 따라 조금씩 다를 수 있지만, 대개 '가슴을 짓누르는 듯하다', '뻐개지는 것 같다', '고춧가루를 뿌려 놓은 것 같다', '벌어지는 것 같다', '숨이 차다' 등으로 증상을 표현한다.

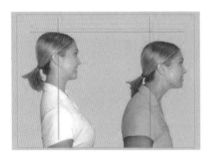

[그림 19-1] 흉곽을 압박하는 자세. 왼쪽 사진에 비해 오른쪽 사진은 머리가 앞쪽으로 이동해 있으며, 가슴의 크기가 작고 처져 있는 것을 확인할 수 있다. 오른쪽 여성은 등이 굽고, 어깨는 안쪽돌림되면서 가슴 근육이 경직되어 흉곽을 압박하는 원인이 된다.

협심증에 의한 가슴통증은 몇 가지 특징이 있다. 가장 중요한 특징은 안정시에는 통증이 없다가 심장 근육에 많은 산소가 필요한 상황, 즉 운동이나 무거운 물건을 드는 경우, 차가운 날씨에 노출될 때, 흥분할 때 증상이 유발된다. 지속 시간은 심근 경색증과 달리 대개 5~10분 미만이며 안정을 취하면 없어지는 경향이 있다. 그러나 병이 심해지면 안정시에도 발생하고 시간도 길어질 수 있다. 이때는 심근 경색증으로 진행될 확률이 높은 매우 위급한 상황이므로 즉시 병원을 찾아야 한다.

하지만 가슴통증의 대부분은 협심증보다는 격렬한 운동이나 정적인 자세와 관련된 경우가 많다.

앞으로 구부정한 자세인 버섯목 증후군이나 거북목을 갖고 있는 경우 팔을 앞으로 숙이게 되고 웅크리는 소심한 자세가 된다. 그러면 팔을 앞쪽으로 돌리는 작용을 하는 가슴 근육(큰가슴근과 작은가슴근)의 길이가 짧아져서 긴장 상태가 되고, 심장과 폐를 보호하는 역할을 하는 흉곽(thoracic cage)을 압박하게 된다. 따라서 호흡 시 흉곽이 위쪽과 바깥쪽으로 확장되면서 많은 공기를 빨아들이는 시도를 할 때 이러한 기능이 잘 되지 않게 되고, 심장과 폐로 들어가는 산소의 양이 감소해 가슴 앞쪽에 통증이 나타나게 된다(그림 19-1).

이러한 환자들은 모두 등 근육이 경직되어 특징이 있다. 등 근육이 경직되면 협심증 증상과 유사한 가성 협심증 증상을 보인다. 그 이유는 [그림 19-2]를 통해 알 수 있듯이 1번부터 4번 등 신경(thoracic nerve)이 심장과 폐로 연결되어 있기 때문이다. 따라서 등 근육의 경직에 의해 등 신경의 흐름이 차단되면 심장과 가슴으로 신경 신호가 원활하게 전달되지 않아 협심증에서 나타나는 전형적인 가슴 통증이 유발되는 것이다.

가슴 통증이 있을 때는 앞서 언급한 증상들을 먼저 확인해 보고, 심

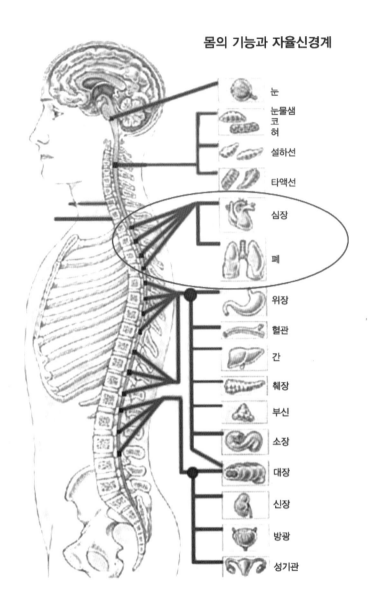

몸의 기능과 자율신경계

- 눈
- 눈물샘
  코
  혀
- 설하선
- 타액선
- 심장
- 폐
- 위장
- 혈관
- 간
- 췌장
- 부신
- 소장
- 대장
- 신장
- 방광
- 성기관

[그림 19-2] 1번부터 4번 등 신경은 심장과 폐로 연결되어 있다.

장 초음파나 심전도 검사를 해 봐야 한다. 이들 검사에서 아무런 증상이 나타나지 않으면 100% 등 근육의 경직 때문이라고 확신해도 좋다. 따라서 가슴을 쭉 펴고 앉거나, 걸어다니는 습관을 바로잡는 것이 가장 중요하다. 팔을 펴고 가슴을 쭉 벌리는 운동을 자주 하는 것 또한 도움이 될 것이다. 이러한 사람은 목 주변, 특히 목 뒤쪽 근육과 어깨 근육이 동시에 경직되는 경향이 있기 때문에 목과 어깨를 자주 스트레칭 하는 습관을 들이는 것이 도움이 된다.

그리고 가슴 통증을 호소하는 사람들은 주로 앉아서 근무하는 사무직일 가능성이 높은데, 근무 중에 어깨나 목이 뻐근해지는 증상이 나타나면, 그 즉시 자리에서 일어나서 목과 어깨를 움직여 준 다음 다시 자리에 앉는 습관을 갖는 것이 좋다.

이러한 생활 방식을 고쳤음에도 불구하고 나아지지 않는다면 등 척추를 교정하거나, 마사지와 물리치료 등을 통해 빠르게 개선할 수 있다. 그러니 가슴 통증이 나타난다고 해서 막연하게 심장병이 아닌지 불안해하지 않기를 바란다.

20
두통

두통의 원인은 크게 두 가지다. 긴장성 두통과 혈관성 두통이다.

먼저, 혈관성 두통은 다섯 개의 대뇌 혈관, 즉 전대뇌동맥, 중대뇌
동맥, 후대뇌동맥, 경동맥, 추골동맥의 문제(폐색 혹은 출혈)로 뇌압이
상승하면서 증가된 압력이 통증 수용기를 자극하기 때문에 나타난다.
대체로 고혈압, 심장병, 중풍, 낙상이나 교통사고 혹은 외부 타격에
의한 외상이 있을 때 주로 발생한다.

이상과 같은 선행 질환이나 병력이 없었다면 긴장성 두통일 가능성
이 높다. 혈관성 두통은 전체 두통의 약 10% 정도이며, 나머지 90%
는 근육의 긴장 때문에 나타나는 긴장성 두통이다.

긴장성 두통(tension-type headache)이란 목 주위 근육이 긴장해서 두통
이 나타나는 것이며, 이러한 두통은 편측으로 오는 편두통을 비롯해서
후두통, 전두통, 두정부 통증 등 다양하게 출현할 수 있다. 여기서 우
리는 두통이 출현하는 곳이 어딘가에 따라서 관련 근육이 무엇인지 추

정할 수 있다.

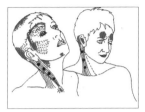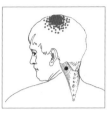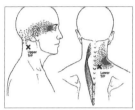

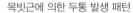

목빗근에 의한 두통 발생 패턴　머리널판근에 의한　위어깨세모근에 의한
　　　　　　　　　　　　두통 발생 패턴　　두통 발생 패턴

[그림 20-1] 긴장성 두통을 유발하는 근육들

[그림 20-1]에서 보듯이 목빗근(흉쇄유돌근, sternocleidomastoid muscle)
이 아프면 후두통, 두정부 및 눈 쪽으로 통증이 방사되어 나타난다는
것을 알 수 있으며, 목 뒤쪽에 있는 머리널판근이 아프면 머리 꼭대기
에 통증이 나타난다. 또 위등세모근(상승모근, upper trapezius)이 아프면
편두통이 나타나며, 목갈비근(사각근, scalenus)이 아프면 어깨와 가슴 앞
쪽, 어깨뼈 안쪽과 팔 뒤쪽, 엄지와 검지로 통증이 방사된다는 것을
알 수 있다.

따라서 치료점은 두통이 나타나는 머리가, 아니라 목 주위 근육이
되는 것이다.

어느 근육이 문제인지 모를 때는 목 주위 근육을 지그시 문지르듯이
마사지하면서 찾아볼 수 있다. 즉, 눌렀을 때 두통이 발생하는 근육이

있다면 그 근육이 원인근이며, 두통이 사라질 때까지 해당 근육을 풀어주면 두통은 사라진다.

21

목 근육이 경직되면 시력이 떨어진다

시력이 떨어졌거나 눈에 잦은 피로감과 충혈, 이물감 그리고 통증이 있지만, 안과에서는 아무런 이상이 없다고 할 경우 목 근육의 경직으로 발생하는 연관통(referred pain)일 가능성이 높다.

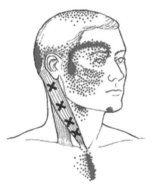

[그림 21-1] 목빗근의 경직으로 인해 눈 쪽으로 방사되는 통증

목 주위 근육, 특히 목빗근(흉쇄유돌근, sternocleidomastoid muscle)이 경직되면 눈 쪽으로 통증이 방사된다(그림 21-1).

따라서 목 주위 근육을 적절히 이완하면 눈이 시원해지면서 흐릿하던 시야가 밝아지는 것을 느낄 수 있을 것이다.

눈에 통증이 있던 환자가 목 주위근을 치료한 결과 책을 읽을 때 돋보기를 착용하지 않아도 글자가 잘 보이게 되었다는 사례도 많다.

22

일자목

목이 아파서 병원에 가면 의사 선생님으로부터 일자목(straight neck spine)이라는 진단을 받게 된다(그림 22-1).

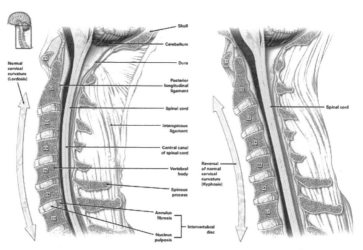

[그림 22-1] 정상적인 만곡의 목(왼쪽)과 비정상적인 만곡(일자목)의 목(오른쪽)

C자 형태여야 하는 목뼈가 일자목이 되는 이유는 무엇일까?

여러 가지 원인이 있겠지만, 가장 흔한 것은 후방 추돌 사고를 당했을 때이다. 교통사고를 당하면 뒷목을 잡고 내리는 장면을 흔히 목격할 수 있다. 교통사고 이후 가장 흔히 손상되는 조직이 목 주위 근육들이며, 골칫거리이기도 하다.

이처럼 교통사고에 의해 목이 손상되는 경우를 채찍 증후군 혹은 편타증(whiplash injury)이라고 한다. 정지해 있는 중에 후방 추돌을 당하게 되면 목이 급작스럽고 과도하게 뒤쪽과 앞쪽으로 채찍처럼 움직인다고 하여 그렇게 명명되었다(그림 22-2).

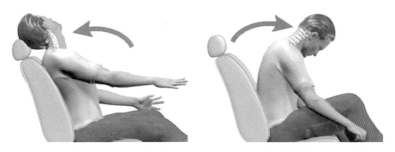

[그림 22-2] 채찍 증후군. 자동차에 의한 후방 추돌 시 목이 앞과 뒤로 과도하게 움직이면서 목 주위조직을 손상시키게 된다.

또한 소파 팔걸이나 높은 베개를 베고 자고 난 아침에 목이 돌아가지 않는 경우에도 일자목이 된다. 예로부터 고침단명(高枕短命)이라고 했다. 베개가 높다는 것은 목의 건강에는 좋지 않다.

일요일 느긋하게 소파 팔걸이에 목을 대고 텔레비전을 시청해 보라. 한 10분 정도 지나면 목덜미가 우리하게 아파올 것이다. 그리고 목 뒷덜미에 손을 대보면 목덜미가 차다는 것을 느낄 수 있을 것이다.

왜 목이 찰까?

뇌로 올라가는 혈관은 목 앞쪽에 있는 목동맥(carotid artery)과 척추를 따라 올라가는 추골동맥(vertebral artery)이 있다. 그리고 목 뒤쪽으로 큰 뒤통수 신경이 함께 올라간다. 목이 굽어 있기 때문에 앞쪽으로 올라가는 목동맥은 눌려서 압박을 당하게 되고, 목 뒤쪽 근육들은 길쭉하게 늘어나 근육 속으로 연결되어 있는 신경과 혈관 또한 길쭉하게 늘어나는 형태가 되기 때문에 혈액의 흐름과 신경 전도가 차단된 것이다. 그 결과 목이 차가워지고, 목 통증과 두통이 출현하는 것이다(그림 22-3, 22-4).

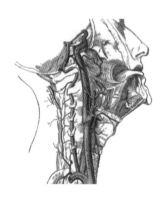

[그림 22-3] 목동맥과 추골동맥

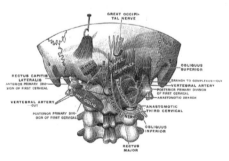

[그림 22-4] 큰뒤통수신경

이 외에도 흔하지는 않지만 외부 힘에 의해 타격을 당했거나, 머리로 떨어지는 낙상 사고 시에도 목뼈와 목 주위 근육들이 손상될 수 있다.

그렇다면 목뼈가 일자가 되는 이유는 무엇일까?

이에 대한 해답 역시 근육에서 찾아야 한다. 앞쪽으로 볼록한 정상적인 척추가 일자목 혹은 역 C자가 되는 이유는 근육들이 반대로 당기기 때문이다.

그렇다면 목을 반대로 당기는 근육들은 어떤 것이 있을까?

아래 그림에서 보듯이 목 주위 근육들, 즉 목갈비근과 긴목근, 긴머리근이 긴장하면 머리와 목을 굽게 해서 일자목을 만들게 된다. 따라서 이들 근육을 효과적으로 이완시켜 주면 목뼈는 정상적인 만곡을 되찾을 것이다(그림 22-5).

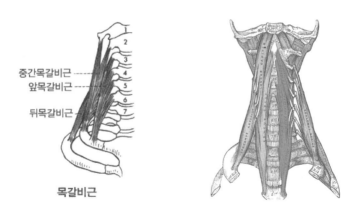

목갈비근

[그림 22-5] 목을 구부리게 하는 목갈비근(왼쪽)과 긴목근(longus coli)과 두장근(longus capitis)(오른쪽). 이들 근육들이 경직되면 목을 굽게 해서 일자목을 만들게 된다.

<u>23</u>

보정용 속옷이 체형 교정과
요통에 효과적인가?

　결론부터 말하면 '그렇지 않다'이다. 보정용 속옷뿐만 아니라, 급성 요통이 있을 때 착용하는 허리 벨트 역시 장시간 착용하면 오히려 요통에 마이너스로 작용한다.

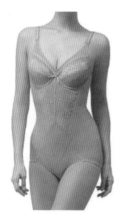

여성들이 흔히 착용하는
보정용 속옷

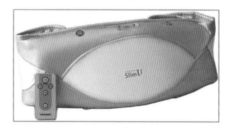

요통 환자들이 착용하는 허리 벨트

[그림 23-1] 보정용 속옷과 허리벨트

보정용 속옷이나 허리 벨트로 허리를 감싸게 되면 허리에 힘이 들어가는 듯한 착각이 들기도 하지만, 실제로는 허리 근육이 해야 할 역할을 보정용 속옷이나 허리 벨트가 대신함으로써 근육이 위축되고 약화되는 것이다. 따라서 장시간 착용하면 근육의 위축으로 보정용 속옷을 입지 않고서는 체중을 버텨낼 수 없는 지경에 이르게 된다(그림23-1).

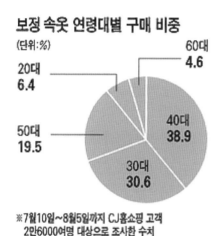

보정 속옷 연령대별 구매 비중
(단위:%)

20대 6.4
60대 4.6
50대 19.5
40대 38.9
30대 30.6

※7월10일~8월5일까지 CJ홈쇼핑 고객
2만6000여명 대상으로 조사한 수치

[그림 23-2] 연령대별 보정 속옷의 구매 비중

[그림 23-2]에서 볼 수 있듯이 근육량이 감소하기 시작하는 30대와 40대 여성들이 보정용 속옷을 가장 많이 선호한다는 것을 알 수 있다.

'사용하지 않는 조직은 퇴화한다'는 것은 불변의 진리이다. 반대로 사용하면 할수록 강해지는 것이 생체 조직이다. 따라서 약화된 근육을 보강하고자 한다면 운동을 통해서 약해진 근육을 강화해야 하는 것이지, 외력으로 잡아 주고자 한다면 해당 근육은 계속 약해질 것이다.

명심하라. 인체는 건축물이 아니다.

24

핫팩이나 전기팩과 같은 온열 찜질이
통증 감소에 효과적인가?

물리치료실에 가면 가장 먼저 받는 치료가 온습포라고 하는 핫팩 혹은 전기팩과 같은 온열을 이용한 찜질이다(그림 24-1).

온찜질을 하면 열에 의해 뻣뻣하던 근육이 이완되면서 혈액 순환이 원활해지고 환자는 시원하다는 느낌을 받게 된다. 이러한 이유로 일반 가정에서도 웬만하면 핫팩이나 전기팩 하나쯤은 구매해서 상비약처럼 가지고 있는 것으로 안다.

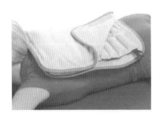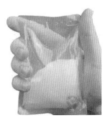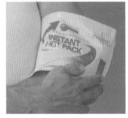

[그림 24-1] 물리 치료실이나 가정에서 흔히 사용하는 여러 종류의 온습포

그렇다면 핫팩과 같은 온열 자극이 통증 감소에 효과적일까?

장시간의 자극은 유해하지 않을까?

핫팩은 원적외선이 나오는 장비이다. 원적외선이란 절대 온도 0도 이상에서 방출되는 에너지이며, 절대 온도 0도는 섭씨로 -273℃니까 거의 모든 물체에는 모두 방출되는 것이라고도 할 수 있다(그림 24-2).

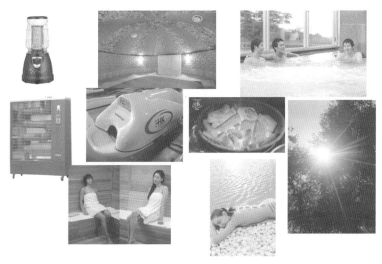

[그림24-2] 원적외선이 방출되는 것들. 열이 나는 모든 물체에서는·원적외선이 방출된다.

눈이 피곤할 때 양 손바닥을 비빈 후 눈에 갖다 대면 눈의 피로가 풀리면서 시원해지는 것도 온열, 특히 원적외선에 의해 혈액 순환이 증가하기 때문이다.

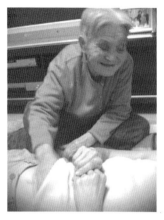

[그림 24-3] 할머니 손은 약손, 내 배는 똥배? 아픈 배를 만져 주는 할머니의 모습

어릴 적에 배가 아프면 할머니가 아픈 배를 주물러 주면 복통이 사라진 것 역시 의료적인 효과가 있어서가 아니라, 할머니의 따뜻한 손에서 나오는 원적외선과 손과 복부의 마찰에 의한 열로 인해 긴장되어 있던 복부 장기가 이완되면서 복통이 사라진 것이다(그림24-3).

따라서 할머니 손이 아니라 누구라도 아픈 배를 슥슥 문질러 주면 똑같은 효과가 나타나는 것이다. 굳이 오른쪽으로 돌려야 할지, 왼쪽으로 돌려야 할지 걱정할 필요도 없다.

하지만 할머니 손은 섭씨 37.5℃이지만, 물리 치료실에서 사용하는 핫팩은 섭씨 90℃ 정도의 고온이다. 온도가 높을수록 조직 내 침투 깊이도 깊고, 방출되는 에너지도 많아서 경직된 근육을 이완시키는 데 도움이 되는 것은 사실이다.

하지만 장점만 있는 것은 아니다. 방사선을 이용하여 특정 부위, 특히 암 조직에 집중적으로 조사하면 해당 부위를 45℃ 이상의 고온으로 상승시켜서 암세포만 선택적으로 파괴시킬 수가 있다.

이처럼 조직으로 침투하는 온도가 섭씨 43℃를 넘으면 조직을 구성하는 교원질이 파괴된다는 연구 결과가 있다. 만약 피부나 근육의 교원질이 파괴되면 피부나 근육은 딱딱하게 굳어 버린다. 소위 코끼리 가죽처럼 변한다고 표현하는데, 실제로 물리치료실을 방문하는 환자들 중 장기간 치료받은 만성 환자들은 허리나 무릎 그리고 어깨 근육이 오히려 딱딱하게 굳어있는 것을 볼 수 있다.

따라서 열이 좋으면 전신욕, 즉 사우나를 하는 것이 좋다. 국소열인 온습포는 피부나 근육의 교원질을 파괴시켜 섬유화되고 딱딱하게 만들어서 오히려 치료에는 부정적인 영향을 미치게 되는 것이다.

또한 자외선에 노출되면 검게 그을리는 현상이 나타나는데, 적외선의 과다 노출에 의해서도 피부가 그을리는 현상이 나타난다. 자외선에 노출되면 몸 전체가 골고루 검게 변하지만, 적외선에 노출되면 대리석 표면과 같은 반상의 형태로 희끗희끗해지며, 외관상 보기도 좋지 않으니 웬만하면 온습포 사용을 자제하는 것이 좋다(그림 24-4).

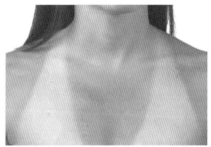 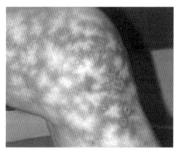

[그림 24-4] 자외선 노출에 의한 광화상   적외선 노출에 의한 일광성 홍반

필자의 연구소를 방문한 환자들 중에는 온열의 과다 사용으로 문제가 발생한 분들이 더러 있다. 한 분을 예로 들면, 나이 61세 남자분으로 경남 고성에서 목재상을 운영하시는 사장님이셨다. 필자의 연구소를 방문하기 전에 다른 교정원에서 약 6개월 정도 교정을 받았다고 했다. 그런데도 몸의 전체적인 근육들은 심하게 경직되어 있는 상태였다. 확인해 본 결과, 허리 통증 때문에 섭씨 45℃ 이상의 고온의 온돌 침대에서 주무신다고 하셨다.

6개월 이상 교정을 받아왔음에도 불구하고 근육이 딱딱하게 굳어 있었던 이유는 바로 과도한 온열에 의한 근육의 섬유화(fibrosis) 때문이라고 결론을 내렸고, 열이 좋으시면 전신욕인 사우나를 할 것을 권해 드렸다. 그 이후 필자가 운영하는 연구소에서 약 6개월가량 관리 받은 결과 다리 쪽으로 심하게 내려오던 통증도 사라지고 허리가 곧아져 필자가 본인의 은인이라고 할 정도로 좋아하시던 것이 생각난다.

또 다른 환자는 의료기 판매상을 운영하시는 39세 여자 사장님이셨다. 처음 필자의 연구소를 방문했을 때 명확한 디스크 증상을 보였다. 왼쪽 허리 통증과 왼쪽 다리 쪽으로 방사통이 심하게 나타났다. 그리고 며칠 후 다시 몸 상태를 확인해 본 결과 급성기 반응을 보였다. 여기서 급성기 반응이란 손상되어 있는 근육을 자극하면 급작성 통증(sharp pain)에 의해 근육이 반사적으로 수축하면서 보호하는 근방호 현상(muscle guarding phenomenon)이 나타나는 것이다.

의아하게 여긴 필자가 허리가 아픈지 얼마나 되었는지 물었더니 약

3개월 정도 되었다고 했다. 3개월이 지났다면 만성기인데, 급성기 증상이 나타나는 것이 마음에 걸렸던 필자가 여러 가지를 물어보던 중 알게 된 것은 잘 때 항상 핫팩을 허리에 대고 잔다는 것이었다. 그래서 핫팩을 습관적으로 사용하는 것은 오히려 근육을 더 딱딱하게 만들며, 특히 사장님은 급성기 증상을 보이고 있기 때문에 따뜻한 것을 대면 손상된 근육이 더 붓게 되니 핫팩은 하지 않는 것이 좋겠다고 조언했다. 그 이후 약 2개월가량 치료받은 결과 허리를 숙일 때 나타나던 허리 통증과 방사통이 사라졌다.

이처럼 몸이 아플 때 찜질을 하면 좋아진다는 대한민국 국민 정서가 급성기와 만성기의 구분 없이 핫팩이나 뜨거운 사우나를 부추겨 통증이 더 증가하는 경우가 허다하다. 유독 대한민국에서 찜질방이 성행하는 이유도 열을 좋아하는 국민성 때문은 아닐까 싶다.

급성기는 찬물이나 냉팩을 통해 늘어난 혈관이나 손상된 근육을 수축시키는 것이 통증 감소에 좋고, 만성기에는 찬 것보다는 열을 적용하는 것이 더 좋다는 것은 상식에 가까운 내용임에도 불구하고, 몸이 아프면 습관적으로 열을 적용하는 것은 상태를 더 악화할 수도 있다는 것을 이 글을 읽는 독자들은 인지하기를 바란다.

참고로 근골격계 질환에서 급성기는 손상 후 48시간 이내이며, 만성기는 48시간 이후이다. 물론 이 시간대는 절대적인 것이 아니라 통상적인 개념이며, 급성기인데도 만성기 증상을 보이기도 하고, 만성기임에도 급성기 증상을 보이기도 하니 맹신은 금물이다. 하지만 손상 후 48시간 이내에는 찬 것을 적용하는 것이 더 안전하다는 것은 명백하다.

25

인류가 발전할수록
턱 관절 장애가 많이 발생한다?

　요즘 텔레비전에 나오는 아이돌 그룹이나 연예인들의 턱을 보면 하나같이 아래턱이 V-라인, 즉 뾰족한 턱을 갖고 있다(그림 25-1). V-라인은 필자가 어릴 적에는 소위 유리턱이라고 해서 친구들 사이에서도 그리 인기 있는 얼굴형이 아니었다. 아래턱이 V자 형태가 되면 입을 열고 닫을 때 움직이는 턱 관절의 관절면 또한 작아지게 된다. 따라서 외부에서 가해지는 약한 충격에도 턱 관절이 탈구되는 것이다.

　인체에서 어깨 관절 다음으로 턱 관절이 탈구가 많다는 것은 그만큼 턱 관절이 안정적이지 못하다는 반증이며, 이러한 현상은 앞으로 더 가속화될 것이다. 또한 턱 관절 장애로 병원을 내원하는 환자의 수도 기하급수적으로 증가할 것이다.

　이렇게 된 이유는 질긴 음식을 먹지 않는 현대인들의 생활 습관이 가장 큰 요인이 아닐까 싶다. 고기도 연한 것만 찾고, 심지어는 입에 넣으면 살살 녹을 정도로 연한 고기가 좋은 고기로 선호되는 요즘이다. 또한 껌이나 오징어 등과 같은 질긴 음식을 씹으면 광대뼈가 튀어 나온다고 해서 질긴 음식을 회피해 턱 관절은 자꾸만 약해지고 있는 것이다.

앞서 말했듯이 인체는 사용하지 않으면 퇴화된다. 이것은 인간 진화론의 법칙과도 같다. 많이 사용할수록 강해지고, 사용하지 않을수록 약해지는 것이다.

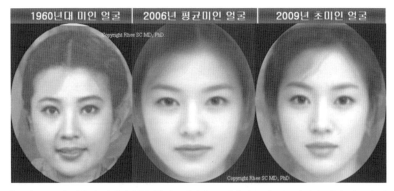

[그림 25-1] 시대별 미인의 얼굴 형태. 턱선을 주시해서 보라. 22세기가 되면 미모의 기준이 어떻게 변할지 짐작할 수 있을 것이다.

외계인의 모습을 기억할 것이다. 아래턱이 길쭉한 완벽한 V-라인을 형성하고 있는 모습. 그 모습이 그렇게 좋아 보이지는 않을 것이다. 어쩌면 지구인들도 외계인들처럼 그렇게 변해 갈지도 모를 일이다.

초기 인류에게는 강한 턱이 필요했지만 불의 발견으로 인해 강한 턱이 필요없어진 것처럼, 질긴 음식을 씹지 않는 경향으로 인해 턱 관절은 계속 약해질 것이다.

필자의 슬하에 있는 두 아이에게는 일부러 질긴 고기를 씹게 한다. 세상은 돌고 도는 것이니, 우리 아이가 자랐을 때는 V-라인의 턱을 선호하는 것이 아니라, 외형적으로 강해 보이는 턱을 갖고 있는 사람을 더 선호할지도 모를 일이기 때문이다.

[그림 25-2]에서 볼 수 있듯이 턱 관절은 아래턱의 뾰족한 모서리가 위턱과 만나 관절을 이루고 있으며, 두 뼈 사이에는 관절 원판이 들어있어서 두 뼈가 직접 만나지 않는 이중 구조로 되어 있다. 여기서 이중 구조라는 것은 인체에 있는 움직이는 모든 관절(인체는 관절의 형태를 띠고 있지만 움직이지 않는 관절도 있다. 그 예가 두개골에 있는 봉합, 천골과 장골이 만나 이루는 천장 관절, 치골 결합부, 치아 등이다)은 뼈끝에 연골이 붙어 있어서 두 뼈가 직접 만나지 않고, 연골과 연골이 만나서 관절을 이루는

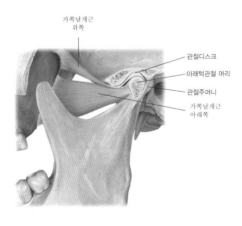

가쪽날개근
위쪽

관절디스크
아래턱관절 머리
관절주머니
가쪽날개근
아래쪽

[그림 25-2] 턱 관절의 해부학적 구조. 위턱과 아래턱 사이에 관절 원판(articular disk)이 있음을 주시하자.

안정적인 구조를 갖고 있는데, 이에 더해 또 다른 연골이 하나 더 들어가 있는 경우가 있다.

이것을 관절 원판(disc 또는 meniscus)이라고 하며, 인체에는 총 다섯 부위에 연골에 추가적인 디스크가 들어가 더욱 안정된 구조를 하고 있다. 추가적인 디스크가 들어가 있다는 것은 해당 관절 부위는 특히 손상될 가능성이 높다는 의미이기도 하다. 그 다섯 부위는 무릎 관절(tibiofemoral joint), 어깨 관절(acromioclavicular joint), 손목 관절(distal radioulnar joint), 턱 관절(temporomandibular joint), 그리고 빗장뼈(쇄골)과 흉골이 만나는 관절(sternoclavicular joint)이다.

턱 관절의 해부학적인 구조가 이러하고, 이러한 관절면에 비정상적인 스트레스가 가해지면 연골이 마모되면서 입을 벌리고 닫거나 씹는 동작 시에 턱 관절에 통증이 유발된다.

하지만 필자가 계속 강조하는 말이 있다. 글을 유심히 읽은 독자는 벌써 간파했을 것이다.

다시 한 번 언급하지만, 턱 관절에 비정상적인 스트레스를 주는 인자가 무엇인가라는 것이다.

턱 관절이 마모되어 있어서 마찰력이 증가하고 그 결과 통증이 유발되는 것은 맞지만(그림 25-3), '그렇다면 턱 관절이 마모되는 이유는 무엇인가?'라는

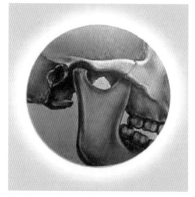

[그림 25-3] 퇴행성 변화를 보이고 있는 턱 관절

질문이 선행되어야 이 문제를 해결할 수 있을 것이다.

턱 관절에 비정상적인 스트레스를 가하는 것은 관절 자체가 아니라, 목 주변 근육들의 비정상적인 긴장 혹은 경직이 관절면에 스트레스를 주기 때문에 마모가 진행되고, 그 결과 통증이 발생하는 것이다.

따라서 치료는 마모된 연골을 잘라내거나 진통제를 투여하는 것이 아니라, 턱 관절에 비정상적인 스트레스를 가하고 있는 근육들을 풀어 주는 것이 먼저일 것이다.

턱 관절이 아픈 이유는 여러 가지가 있지만, 가장 흔한 원인은 목과 턱 주위의 근육의 비정상적인 구축이다(그림 25-4).

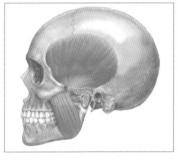

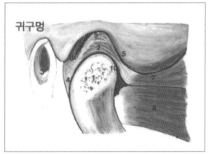

[그림 25-4] 입을 열고 닫을 때 관여하는 측두근(temporalis)과 저작근(masseter muscle)

안가쪽날개근(medial and lateral pterygoid muscle)

턱 통증을 호소하는 환자 대부분은 등이 굽어 있고 바로 누웠을 때 턱이 위로 들리는 거북목을 갖고 있다. 따라서 턱 통증을 치료하기 위해서는 치과를 방문할 것이 아니라 물리치료실을 찾아가야 한다.

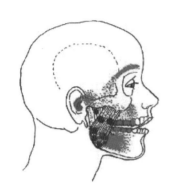

[그림25-5] 턱 관절의 문제로 발생하는 통증 양상

다시 한 번 언급하지만, 턱 통증은 턱 관절에 영향을 미치는 목과 턱 주위 근육들의 비정상적인 긴장 때문에 발생한다. 따라서 턱 통증을 해결하는 방법은 턱 관절 자체를 치료하는 것이 아니라, 턱 관절에 비정상적인 스트레스를 가하고 있는 목과 턱 주변 근육들을 적절히 풀어 주는 것이다. 그러면 턱 통증은 자연스럽게 사라질 것이라는 것을 쉽게 예상할 수 있다(그림 25-5).

턱 통증을 호소하는 환자 대부분은 목 주변 근육들, 특히 목 뒷덜미 근육이 뭉쳐 있고, 어깨가 경직되어 등이 구부러져 있는 형상을 하고 있다. 이런 환자들은 턱 통증뿐만 아니라 혈액을 두피와 뇌로 공급하는 동맥 혈관, 특히 추골동맥과 신경, 특히 큰뒤통수 신경이 압박되어서 두통까지 호소한다. 목 근육들은 어깨와 연결되어 있기 때문에 어깨가 자주 뭉치거나 팔을 들 때 어깨 통증이나 뚝뚝거리는 소리가 나기도 하고, 등이 곱추처럼 변하며 등이 자주 결리는 증상이 나타난다.

또한 가슴 앞쪽에 있는 큰가슴근과 작은가슴근의 단축으로 인해 가슴 앞쪽이 이유 없이 아파서 협심증인가 하고 심장 초음파를 찍어보기도 한다. 가슴 근육이 경직되면 배 근육에도 영향을 미쳐서 내장기를 압박하므로 소화 장애를 유발하고, 치유되지 않는 요통도 겪게 된다.

따라서 목과 턱 주위 근육들을 적절히 치료하지 않으면 턱 통증을 비롯해 인체 전반에 통증이 나타난다는 것을 명심하자. 그리고 목과 어깨 근육이 경직되지 않는 바른 자세를 취하는 것이 턱 통증을 예방하는 지름길인 것이다.

<u>26</u>
주물러서 치료가 되냐고요?

주무른다? 혹은 주물러 주는 곳이라고 하면 이미지가 좋지 않은 것이 사실이다. 그 이유는 대한민국에서 대체 의학(침, 뜸, 접골, 교정, 활법, 마사지 등)을 하는 분들의 학문적인 전문성이 낮았다는 것과 시설이 낙후 혹은 노후되었다는 점이다. 특히 현대 의학의 최첨단 장비와 주사와 약을 통한 빠른 통증 조절, 많이 배운 의사들이 치료하는 점, 깨끗한 병원 환경과 상대적으로 싼 의료비(의료보험공단에서 70%를 지원해 줌) 등으로 인해 대체 의학 분야는 저급한 의료 혹은 단순히 몸 푸는 곳이나 주물러 주는 곳으로 인식되어 왔던 것이 사실이다(표26-1).

[표 26-1] 대체의학과 현대의학의 차이점

	대체 의학	현대 의학
국민 인식	주물러 주는 곳	치료하는 곳
환경	낙후/소규모	초현대식/최첨단식
비용	높다(?)	낮다(?)
효과	?	?
전문성	낮다	높다
법체계	미보호	의료법에 의해 보호됨

국가 지원	없다	보험공단에서 급여 제공
교육 방식	도제식 교육	체계화된 교육(6년)
면허증	없다	의사 면허증
자격 인증	민간협회	보건복지부 장관

하지만 현대 의학이 해결할 수 있는 질병보다는 해결하지 못하는 혹은 정복하지 못한 질환 및 질병이 더 많다는 것은 널리 알려진 사실이다. 세상이 발전할수록 그만큼 새로운 질환이 출현하기 때문에 신생 질환에 대처하기에도 현대 의학은 숨이 찰 지경이다. 이러한 현대 의학의 약점을 해결하기 위해 전 세계적으로 현대 의학을 대체할 수 있는 새로운 치료 혹은 관리(care)로 관심을 돌리고 있다.

하지만 대한민국만 유일하게 이러한 대체 의학(alternative medicine) 혹은 보완 의학(complimentary medicine)이 뿌리를 내리지 못하고 있다. 첫 번째 이유는 의사들 중심으로 편중되어 있는 대한민국의 의료 체제가 가장 큰 원인이 아닌가 생각한다. 그들만의 리그, 그들만의 의료 시스템이 공고히 구축되어 있는 대한민국의 의료 현실인 것이다. 따라서 의사들이 해결하지 못하는 질병은 불치병이 되며, 해당 질병을 앓고 있는 사람은 자신의 운명이라 여기고 의사들의 실력이 곧 결과인 상황을 받아들여야 하는 상황이다.

두 번째 이유는 앞서 언급했듯이 대체 의학 혹은 보완 의학을 하시는 분들의 학문적인 전문성이 낮기 때문이다. 대체 의학을 하는 분들은 학교가 아닌 스승 문하에서 도제식으로 학습한 사람들이 대다수이며, 현재도 그러하다. 그리고 낮은 의료 지식을 반성하고 더 많은 지식을 습득하려고 노력하기보다는 자신이 갖고 있는, 어쩌면 무모할지도 모르는 스킬 혹은 테크닉이 최고라고 호도하기 때문에 그 스킬을 믿고 내원했던 분들 중에 좋지 않은 경험을 한 많은 분들의 입소문을 타고 대체 의학은 소위 '야매'라는 인식이 강하게 자리 잡은 것이다. 그리고 대한민국 국민 정서가 이러하니 대체 의학이 뿌리 내릴 땅은 더 좁아지는 형편이다.

침이나 뜸, 약이나 주사 혹은 수술을 하지 않고 오직 손으로만 주물러서 치료를 한다면 믿을 사람이 몇이나 있을까?
'그게 무슨 치료야?' 하고 콧방귀나 안 뀌면 다행일 것이다.

손으로 치료하는 기법을 '맨손 치료' 혹은 '도수 치료'라고 하며, 영어로는 Manual Therapy라고 한다. 선진국일수록 손으로 치료하는 도수 치료사들에 대한 인식이 매우 높다. 물론 선진국의 도수 치료사들은 우리나라처럼 소위 스승이라는 사람의 문하생으로 살면서 도제식으로 배운 사람들이 아니라, 대학 과정을 거친 전문가들이다. 따라서 도수 치료 역시 의료 행위라는 점이 다르다.

이제 다시 이야기해 보자.
필자에게 '손으로만 치료해서 치료가 되는가?' 하고 물어본다면, 필자는 이렇게 대답할 것이다. 단호하게.
"네, 됩니다."

통증이 있는 지점이 치료점이며, 그 부위의 근육이 경직되어 있는 것이다. 이 지점에 대해 의사는 근육 이완제와 진통제 같은 주사로, 한의사는 침으로 자극을 하며, 물리 치료사인 필자는 손으로 자극을 하는 것이 차이다. 그리고 정확한 지점을 누가 가장 효율적으로 자극하느냐 하는 것이 치료의 관건이다.

하지만 근육 이완제나 침술 등은 급성기 환자에게 효과가 있을 뿐, 만성기 환자에게는 별다른 효과가 없다는 것은 이미 많은 연구를 통해서 밝혀지고 있다.

2013년 한 해 국제저명학술지(SCI)에 게재된 근골격계 질환 치료와 관련된 논문을 검색해 보면 요가나 운동 치료 혹은 도수 치료가 더 많다는 것을 알 수 있다.

이게 아이러니일까?

아니다. 그게 현실이고, 진실인 것이다.

치료의 첫 번째 승부처는 환자가 호소하는 증상이 정확하게 어느 근육의 문제로 발생하는 것인지 간파하는 것이다. 환자가 통증을 호소하는 부위가 아닌 다른 부위가 원인인 경우도 허다하기 때문이다.

두 번째는 해당 근육이 어디에 있는지 정확하게 촉진할 수 있어야 한다.

마지막으로 해당 근육을 치료하게 되는데, 이때 의사는 주사로, 한의사는 침으로, 물리 치료사인 필자는 손으로 자극하는 것이다.

이 세 가지 도구 중에서 어느 것이 가장 효과적일까?

한 가지 확실한 것은 앞서 언급했듯이 만성기 환자에게는 주사나 침이 큰 효과를 발휘하지 못한다는 사실이며, 이러한 것은 많은 연구 결과를 통해서도 언급되고 있다.

따라서 근골격계 질환만큼은 만성기 환자들에게는 손에 의한 자극을 따라오는 그 어떤 치료기술도 없다고 확신한다.

<u>27</u>
요통 예방을 위한 자가 운동

 아래에 제시되어 있는 요통 예방 운동은 바로 누운 자세에서 엎드린 자세 그리고 일어선 자세까지 순차적으로 진행되기 때문에 효율적으로 움직이고 따라 하기가 쉬운 순서로 되어 있다.

1) 배에 힘주고 빼기

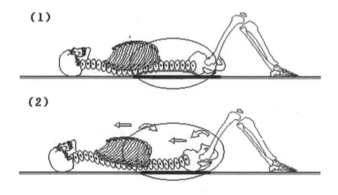

(1)

(2)

 무릎을 세워서 바로 누워 배에 힘을 주어 아랫배를 당기면 허리가 펴진다. 이 상태를 3초간 유지한 다음 배의 힘을 빼는 동작을 총 3회 반복한다. 이 운동은 복횡근을 수축시켜 요추의 만곡이 펴지는 효과가 있다.

2) 한쪽 무릎 깍지 끼고 교대로 가슴으로 당기기

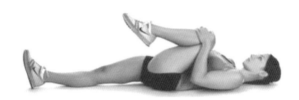

바로 누워서 한쪽 무릎을 양손으로 깍지 낀 상태에서 가슴으로 최대한 당긴다. 이 상태를 3초간 유지한 다음 팔을 뻗어 이완하는 동작을 총 3회 반복한다. 이 운동은 엉덩 근육을 이완시키고, 허리를 펴게 하며, 반대쪽 장요근과 대퇴직근이 늘어나는 효과가 있다. 반대쪽 다리도 똑같은 순서로 3회 반복한다.

3) 양쪽 무릎 깍지 끼고 가슴으로 당기기

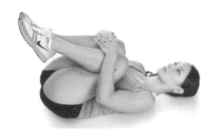

바로 누워서 양쪽 무릎을 양손으로 깍지 낀 후 가슴으로 최대한 당긴다. 이 상태를 3초간 유지한 다음 팔을 뻗어 이완하는 동작을 총 3회 반복한다. 이 운동은 (2)번 운동보다 양쪽 엉덩 근육을 늘리고, 척추를 펴게 하는 한편 등 근육을 이완시키는 데 효과적이다.

4) 한쪽 무릎 걸고 교대로 가슴으로 당기기

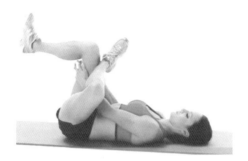

바로 누워서 반대쪽 다리를 무릎 위에 올린 다음 양손으로 깍지 낀 후 가슴을 향해 최대한 당긴다. 이 상태를 3초간 유지한 다음 팔을 뻗어 이완하는 동작을 총 3회 반복한다. 반대쪽 다리도 똑같은 방식으로 3회 반복한다. 주의할 점은 무릎을 가슴을 향해 당겼을 때 엉덩이 뒤쪽이 늘어나는 느낌이 들어야 한다는 것이다. 이 운동은 이상근을 늘리는 운동이다.

5) 교각 자세 만들기

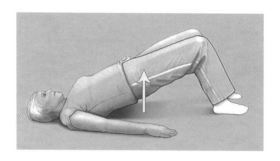

무릎을 세우고 바로 누운 다음 골반을 최대한 들어 올린다. 이 상태를 3초간 유지한 다음 원래 위치로 되돌아온다. 총 3회 반복한다. 이 운동은 장요근과 대퇴직근을 늘리고, 척추기립근을 이완시키는 데 효과적이다.

6) 교각 자세에서 한쪽 다리 교대로 들기

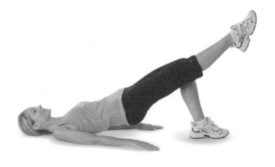

무릎을 세우고 바로 누워서 한쪽 다리를 쭉 뻗어 올려 3초간 유지한 다음 원래 위치로 되돌아온다. 반대쪽 다리도 교대로 실시한다. 총 3

회 교대로 반복한다. 이 운동은 교각 자세보다 조금 더 강한 자극을 주기 위한 것이다.

7) 몸통 회전하기

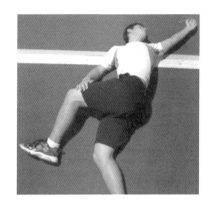

무릎을 세우고 바로 누워서 한쪽 다리를 들어서 반대쪽 다리에 교차하여 3초간 유지한 다음 원래 위치로 되돌아온다. 반대쪽 다리도 교대로 실시한다. 총 3회 반복한다. 이 운동은 몸통 근육과 등 근육, 엉덩이 및 다리 근육을 신장시키는 데 효과적이다.

8) 윗몸 일으키기

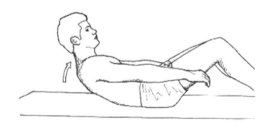

무릎을 세우고 바로 누워서 머리와 몸통을 들어 올려서 손끝이 무릎에 닿게 한 다음 원래 위치로 되돌아온다. 총 3회 반복한다. 이 운동은 복근력을 강화해서 골반을 후방 경사시키고, 요추의 만곡을 줄여서 허리를 펴게 하는 장점이 있다.

9) 엎드려 가슴 들기

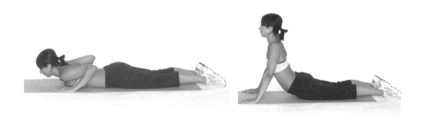

　엎드린 자세에서 손바닥을 지면에 대고 팔을 뻗어 상체를 들어 올린다. 이 상태를 3초간 유지한 다음 원래 위치로 되돌아온다. 총 3회 반복한다. 이 운동은 가슴과 배 근육 그리고 장요근을 신장시키고, 척추의 유연성과 등 근육을 이완시키는 데 효과적이다.

10) 고양이 자세 만들기

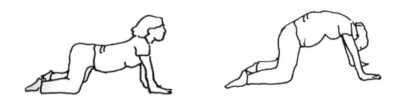

　네발기기 자세에서 머리를 들고 엉덩이를 내리면서 허리를 잘록하게 만든 상태를 3초간 유지한 다음, 반대로 머리를 숙이고 배를 밀어

올려서 등 척추가 펴지도록 한 상태를 3초간 유지한다. 총 3회 반복한다. 이 운동은 등과 허리 척추의 유연성을 유지하는 데 효과적이다.

11) 네발자세에서 한쪽 다리 교대로 들기

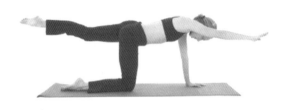

네발기기 자세에서 반대쪽 팔과 다리를 서로 교차하게 뻗은 다음 3초간 유지한 후 원래 위치로 되돌아온다. 그다음 다른 쪽 팔과 다리를 서로 교차하게 뻗는다. 총 3회 반복한다. 이 운동은 복근력을 강화하는 한편 엉덩 근육과 팔 근육을 강화하는 효과가 있다.

12) 기기 자세 만들기

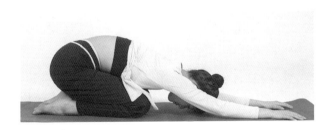

네발기기 자세에서 엉덩이가 발꿈치에 닿게 하고, 양쪽 팔은 최대한

앞으로 뻗은 후 3초간 유지한다. 총 3회 반복한다. 이 운동은 등 근육 전체를 신장시키는 데 효과적이다.

13) 허리 숙이고 펴기

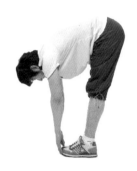

바로 서서 허리를 최대한 숙여서 손끝이 바닥에 닿게 한 후 3초간 유지한다. 그 다음 원래 상태로 되돌아온다. 총 3회 반복한다. 이 운동은 등, 엉덩이 허벅지, 장단지 근육을 늘리는 데 효과적이다.

14) 허리 옆으로 숙이기

일어선 자세에서 옆구리가 최대한 늘어나도록 자세를 3초간 취한 후 원래 자세로 되돌아온다. 반대쪽도 같은 방식으로 3초간 유지한다. 총 3회 반복한다. 이 운동은 옆구리 근육들, 하승모근, 광배근, 요방형근을 늘리는 데 효과적이다.

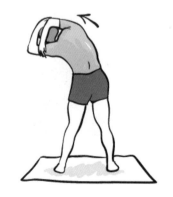

15) 앉았다 일어나기

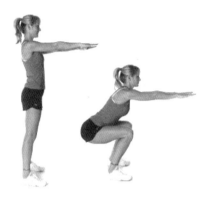

일어선 자세에서 최대한 쪼그려 앉는다. 총 3회 반복한다. 이 운동은 대퇴부근육을 강화하는 데 도움이 된다.

16) 다리 앞뒤로 벌리기

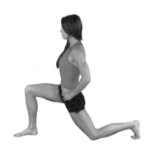
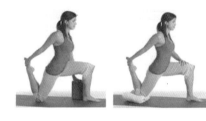

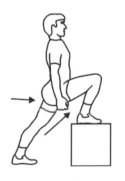

바로 선 자세에서 한쪽 다리를 앞으로 최대한 뻗은 후 3초간 유지한 다음 반대쪽 다리도 똑같은 방식으로 3초간 유지한다. 총 3회 교대로 반복한다. 이 운동은 장요근과 대퇴직근을 늘리는 데 효과적이다. 세개의 그림 중에서 자신이 원하는 동작을 따라하면 된다.

17) 안짱다리로 걷기

안짱다리 보행은 무릎 안쪽에 가
해지는 부하를 줄여 주는 장점이 있
다. 발끝을 안쪽으로 모은 상태에서
다리를 쭉 뻗고, 아랫배에 힘을 주
고 걷는 것이 핵심이다. 이러한 보
행은 하지 근력을 증가시키고, 무릎
통증을 감소시키며, 고관절이 펴지

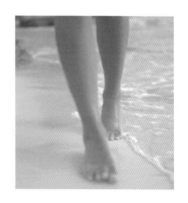

고, 장요근이 늘어나면서 골반과 척추도 펴지는 장점이 있다.

그 외 가능한 운동

1. 앉아서 옆구리 근육 늘리기

바닥에 앉은 후 반대쪽 다리
를 향해서 몸통을 옆으로 구부
리는 운동이다. 이 운동은 옆
구리의 모든 근육을 동시에 늘
리는 데 효과적이다.

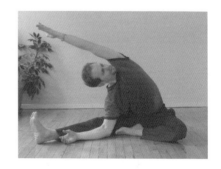

2. 이상근 신장 운동

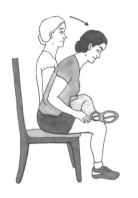

이 운동은 이상근을 늘리기 위한 목적이다. 의자에 앉아서 늘리고자 하는 다리를 반대쪽 무릎 위에 올린 다음 허리를 최대한 숙이면 왼쪽 엉덩이 아래쪽이 늘어나는 느낌이 든다.

2-1. 또 다른 이상근 신장 운동

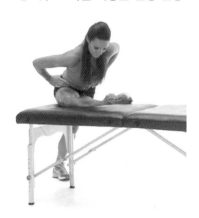

책상이나 테이블을 이용하여 이상근을 늘리는 방법이다. 늘리고자 하는 쪽 다리를 사진과 같이 테이블 위에 올린 후 몸을 앞으로 숙이면 엉덩이 쪽에서 이상근이 늘어나는 느낌이 든다.

3. 볼을 이용한 옆구리 근육 신장 운동

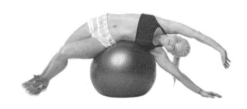

이 운동은 볼을 이용하여 옆구리 근육을 늘리는 운동이다.

4. 볼을 이용한 몸통 유연성 운동

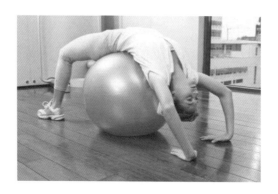

이 운동은 볼을 이용하여 허리 척추의 유연성을 증가시키고, 허리 근육과 배 근육을 이완시키는 데 효과적이다.

일자목 및 목 통증 예방을 위한 자가 운동

1. 목 등척성 운동

① 양손을 머리 앞쪽에 대고 뒤로 밀면서 머리는 손바닥을 향해 앞으로 힘을 준 상태에서 5초간 유지한 후 힘을 빼는 동작을 총 3회 실시한다.

② 양손을 머리 뒤쪽에 대고 앞으로 밀면서 머리는 손바닥을 향해 뒤쪽으로 힘을 준 상태에서 5초간 유지한 후 힘을 빼는 동작을 총 3회 실시한다.

③ 오른손을 오른쪽 머리 옆에 대고 왼쪽으로 밀면서 머리는 반대쪽으로 힘을 준 상태에서 5초간 유지한 후 힘을 빼는 동작을 총 3회 실시한다.

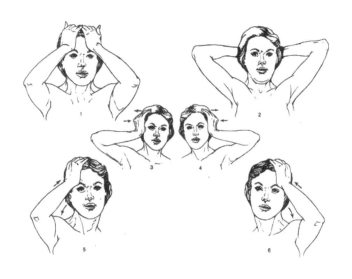

④ 왼손을 왼쪽 머리 옆에 대고 오른쪽으로 밀면서 머리는 반대쪽으로 힘을 준 상태에서 5초간 유지한 후 힘을 빼는 동작을 총 3회 실시한다.

⑤ 오른손을 오른쪽 머리 45도 방향에 대고 45도 뒤로 밀면서 머리는 45도 앞으로 힘을 준 상태에서 5초간 유지한 후 힘을 빼는 동작을 총 3회 실시한다.

⑥ 왼손을 왼쪽 머리 45도 방향에 대고 45도 뒤로 밀면서 머리는 45도 앞으로 힘을 준 상태에서 5초간 유지한 후 힘을 빼는 동작을 총 3회 실시한다.

2. 턱 뒤로 밀기

턱을 당겨서 뒤로 밀 때 손으로 턱을 밀어
준다. 이 동작은 목 척추를 바로 세우기 위
한 동작이며, 벽에 기대어 해도 된다.

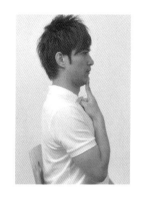

3. 어깨 으쓱하기

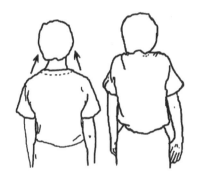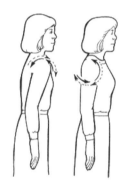

이 운동은 목과 어깨 상단에 걸쳐 있는 상승모근과 견갑거근을 이완
시키는 데 효과적이다. 양 어깨를 귀를 향해 최대한 끌어당긴 후 3초
간 유지한 다음 어깨를 툭 떨어뜨리는 동작을 3회 반복한다.

그다음 팔을 들지 않은 상태에서 어깨를 빙글빙글 돌리는 동작을 3
회 반복한다.

4. 목 근육 늘리기

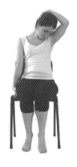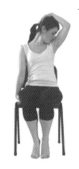

한 손으로 머리의 반대쪽 뒷부분을 잡고 머리를 앞쪽으로 잡아당긴다. 동시에 머리는 뒤로 힘을 주면서 5초간 반복한 후 원래 위치로 되돌아오는 동작을 총 3회 반복한다. 반대쪽도 같은 방식으로 반복한다.

5. 어깨뼈 들임과 내밈

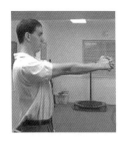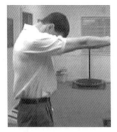

이 운동은 전거근, 삼각근, 견갑거근, 뒤쪽에 있는 중승모근, 능형근 신장에 효과적이다. 먼저 양손을 깍지 낀 상태에서 팔을 앞으로 쭉 뻗은 다음 3초간 유지하고 원래 위치로 돌아오는 동작을 3회 반복한다. 팔을 조금씩 올려 가면서 위의 동작을 반복하는 것도 도움이 된다. 즉, 처음에는 90도에서 실시하고, 그다음 120도, 마지막에는 180도로 양팔이 귀에 닿은 상태에서 팔을 뻗는 동작을 반복한다.

6. 목 주변 근육 마사지하기 - 32장을 참고하기 바란다.

29

무릎 통증 예방을 위한 자가 운동

1. 안짱다리로 걷기

안짱다리 보행은 무릎 안쪽에 가해 지는 부하를 줄여 주는 장점이 있다. 발끝을 안쪽으로 모은 상태에서 다리 를 쭉 뻗고, 아랫배에 힘을 주고 걷 는 것이 핵심이다. 이러한 보행은 하 지 근력을 증가시키고, 무릎내전근 을 늘려서 무릎 통증을 감소시키며,

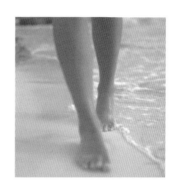

고관절이 펴지고, 장요근이 늘어나면서 골반과 척추도 펴지는 장점이 있다.

2. 내측광근 근력 강화 운동

똑바로 선 상태에서 무릎 사이에 작은 공을 끼운 다음 쪼그려 앉는 동작을 한다. 쪼그려 앉을 때 무릎을 모으면서 하는 것이 중요하다. 공이 없을 경우 그냥 해도 상관없다. 쪼그려 앉고 서는 동작을 30회 반

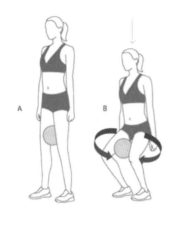
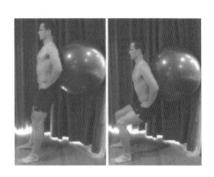

복한 후 총 3세트를 실시한다. 운동을 하면 넙다리 안쪽이 묵직해지는 느낌을 받게 될 것이다. 내측광근이 강화된다는 의미이다. 또 다른 방식으로 벽에 공을 대고 쪼그려 앉고 서기 운동을 해도 도움이 된다.

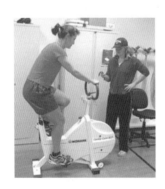

자전거를 탈 때 역시 무릎이 벌어지지 않도록 양 무릎을 최대한 좁혀서 페달을 밟아야 한다. 그러면 쪼그려 앉기 동작과 비슷하게 넙다리 안쪽이 묵직해지는 느낌을 느끼게 될 것이다. 마찬가지로 내측광근이 강화된다.

<u>30</u>

장딴지 경련 예방을 위한 자가 운동

운동 중에 쥐가 생기는 부위는 아래 그림에서 볼 수 있듯이 대표적인 곳이 비복근의 안쪽 갈래이다. 이 부분은 손가락으로 횡 마찰 마사지하면 다리가 오그라드는 듯한 통증이 완화된다.

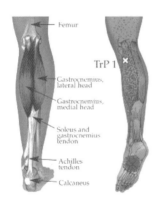 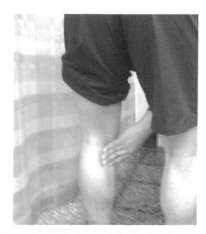

비복근의 안쪽 갈래. 쥐가 날 때 비복근의 안쪽 갈래를 횡으로 마찰 마사지한다

이 외에 가능 흔히 시도하는 방법은, 효과적인 면에서 의문이 있지만, 오그라드는 장딴지 근육을 인위적으로 늘려주는 방식이다.

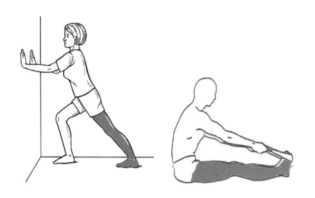

장딴지 근육을 스트레칭 하는 방법

<u>31</u>

두통 예방을 위한 자가 운동

두통을 유발하는 근육들은 목 주위 근육들이다. 이들 근육을 손가락으로 자극하면 효과적이다.

1) 목빗근의 횡 마찰 마사지

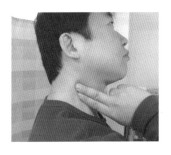

목빗근은 목의 앞 가장자리 쪽에 있으며, 목빗근의 중간쯤을 촉지하면 불룩하게 근육이 만져지면서 둔통이 느껴지는 부위가 있다. 이 부위를 횡으로 10~20회 마찰 마사지한다.

2) 머리널판근의 횡 마찰 마사지

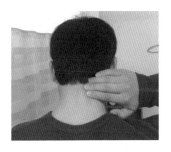

머리뼈와 만나는 지점을 촉지하면 약간 단단한 느낌의 근육이 만져지면서 둔통이 느껴지는 부위가 있다. 이 부위를 횡으로 10~20회 마찰 마사지한다.

3) 위등세모근과 어깨뼈올림근의 횡 마찰 마사지

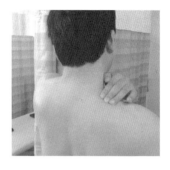

어깨능선 부위를 만졌을 때 길게 느껴지는 약간 단단한 느낌이 있고 둔통이 느껴지는 부위가 위등세모근이며, 여기서 약간 등 쪽으로 내려갔을 때 딱딱한 어깨뼈 모서리가 만져지면서 통증이 느껴지는 부위가 어깨뼈올림근이다. 이 부위를 횡으로 10~20회 마찰 마사지한다.

4) 목갈비근의 횡 마찰 마사지

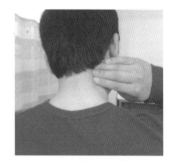

목 뒷덜미에서 목 앞쪽에 있는 빗장뼈를 따라 사선 방향으로 형성되어 있는 근육이며, 머리널판근보다 약간 앞 아래쪽에 약간 단단한 느낌의 근육이 만져지면서 둔통이 느껴지는 부위이다. 이 부위를 횡으로 10~20회 마찰 마사지한다.

이상 네 부위를 통증이 사라질 때까지 횡으로 마찰 마사지하면 두통이 사라지게 된다.

32

턱 관절 통증 예방을 위한 자가 운동

1) 목빗근(흉쇄유돌근, sternocleidomastoid muscle) 횡 마찰 마사지

귀와 빗장뼈 중간 2분의 1 지점에서
만져지는 목빗근을 손가락을 이용하여
횡으로 10회 마찰 마사지한다.

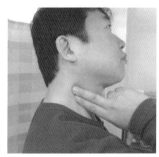

목빗근 자가 마사지

2) 목갈비근(사각근, scalenus muscle) 횡 마찰 마사지

목덜미에서 약간 앞쪽에 만져지는
목갈비근을 손가락을 이용하여 횡으로
10회 마찰 마사지한다.

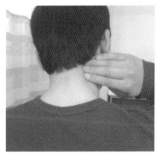

목갈비근 자가 마사지

3) 머리널판근(두판상근, splenius capitis) 횡 마찰 마사지

목덜미에서 약간 안쪽에 만져지는
머리널판근을 손가락을 이용하여 횡으
로 10회 마찰 마사지한다.

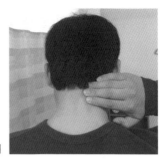

머리널판근 자가 마사지

4) 관자근(측두근, temporalis) 횡 마찰 마사지

귀와 눈 중간에서 약간 위에서 만져
지는 관자근을 손가락을 이용하여 횡
으로 10회 마찰 마사지한다.

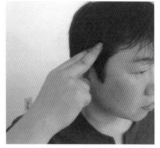

관자근 자가 마사지

5) 깨물근(교근, masseter muscle) 횡 마찰 마사지

턱 관절 약간 아래 앞쪽에서 만져지
는 깨물근을 손가락을 이용하여 횡으
로 10회 마찰 마사지한다.

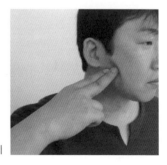

깨물근 자가 마사지

6) 날개근(익상근, pterygoid muscle) 횡 마찰 마사지

입을 열고 닫을 때 턱 관절 약간 앞쪽에서 만져지는 날개근을 손가락을 이용하여 횡으로 10회 마찰 마사지한다.

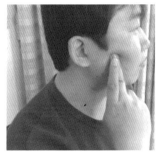

관자근 자가 마사지

<u>33</u>

척추 측만증 예방을 위한 자가 운동

1. 서서 운동하기

1) 어깨 으쓱하기

이 운동은 목과 어깨 상단에 걸쳐 있는 상승모근과 견갑거근을 이완시키는 데 효과적이다. 양 어깨를 귀를 향해 최대한 끌어당긴 후 3초간 유지한 다음 어깨를 툭 떨어뜨리는 동작을 3회 반복한다.

그다음 팔을 들지 않은 상태에서 어깨를 빙글빙글 돌리는 동작을 3회 반복한다.

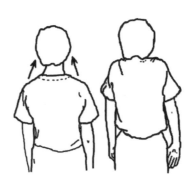

2) 깍지 끼고 앞으로 내밀고 뒤로 당기기

이 운동은 전거근, 삼각근, 견갑거근, 뒤쪽에 있는 중승모근, 능형근 신장에 효과적이다.

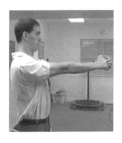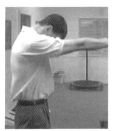

먼저 양손을 깍지 낀 상태에서 팔을 앞으로 쭉 뻗은 다음 3초간 유지한 후 원래 위치로 돌아오는 동작을 3회 반복한다. 팔을 조금씩 올려가면서 위의 동작을 반복하는 것도 도움이 된다. 즉, 처음에는 90도에서 실시하고, 그다음 120도, 마지막에는 180도로 양팔이 귀에 닿은 상태에서 팔을 뻗는 동작을 반복한다.

3) 허리 숙이고 펴기

이 운동은 등과 허리 근육을 전체적으로 신장시키는 효과적인 방법이며, 장소의 제약 없이 자유롭게 할 수 있는 운동이다. 허리를 최대한 숙여서 손끝이 바닥에 닿도록 허리를 최대 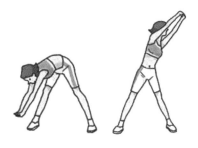 한 숙인 후 뒤로 최대한 젖히는 동작을 3회 반복한다.

2. 앉아서 운동하기

1) 몸통 돌리기 운동

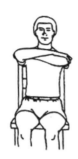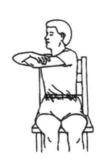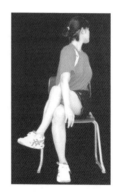

앉아서 팔짱을 끼거나 혹은 팔을 벌린 상태에서 몸통을 왼쪽과 오른쪽으로 최대한 돌려 준다. 이 운동은 몸통 근육들을 전체적으로 신장시키는 데 효과적이다. 좀 더 강하게 신장시키려면 한쪽 무릎을 반대쪽 다리 위에 올린 다음 몸을 반대쪽 뒤를 향해 회전시킨다.

먼저 오른쪽으로 최대한 몸통을 돌린 다음 3초간 유지한 후 왼쪽으로 최대한 몸통을 돌려서 3초간 유지한다. 총 3회 반복한다.

3. 누워서 운동하기

1) 무릎 깍지 끼고 가슴으로 당기기(knee to chest exercise)

이 운동은 등과 엉덩이 근육을 신장시키는 데 효과적인 방법이다. 먼저 한쪽 무릎을 깍지 낀 상태에서 가슴에 닿도록 최대한 당긴 후 5초

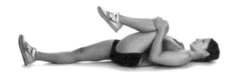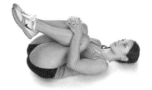

간 유지하고 이완시키는 동작을 3회 반복한 후 반대쪽 다리도 똑같은
방식으로 운동한다.

그다음 양 무릎을 깍지 낀 상태에서 양 무릎이 가슴에 닿도록 최대
한 당긴 후 약 3초간 유지했다가 이완시키는 동작을 3회 반복한다.

2) 교각 자세 만들기

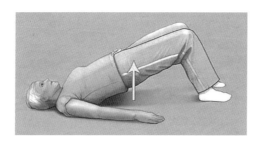

무릎을 세운 자세에서 엉덩이를 지면에서 최대한 들어 올린 다음 3
초간 유지한 후 원래 자세로 되돌아온다. 이 동작을 3회 반복한다.

3) 몸통 돌리기 운동

바로 누운 자세에서 머리와 다리가 서로 반대 방향을 향하게 함으로
써 몸통 회전근을 효율적으로 이완시키는 데 좋은 운동이다. 머리와

팔과 다리가 서로 반대 방향을 향하게 한 상태에서 5초간 유지한 다음 반대쪽도 같은 방식으로 한다. 총 3회 반복한다.

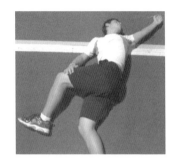

4) 어깨뼈 들임과 내밈

이 운동은 어깨뼈가 서로 만나고 떨어지게 하는 동작이며, 등쪽에 있는 능형근과 중승모근을 이완시키는 데 효과적인 방법이다. 먼저 어깨뼈가 서로 만나도록 등 근육을 최대한 이완시킨 상태에서 5초간 유지한 다음 등을 밀어 올려서 등이 최대한 늘어난 상태에서 5초간 유지하는 동작을 총 3회 반복한다.

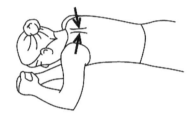

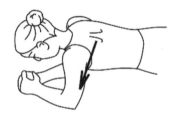

5) 코브라 자세 만들기

이 운동은 가슴과 배 근육을 신장시키고, 척추의 유연성을 기르고 등 근육을 이완시키는 데 효과적이다. 지면에 손바닥을 댄 상태

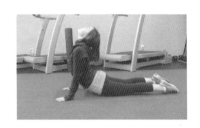

에서 몸을 최대한 펴고 3초간 유지한 다음 엎드린 자세로 되돌아온다. 이 동작을 3회 반복한다.

6) 고양이 자세 만들기

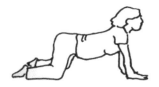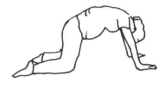

이 운동은 등과 허리 척추의 유연성을 기르는 데 효과적이다. 먼저 네발기기 자세를 한 상태에서 머리를 들고 엉덩이를 내리면서 허리를 잘록하게 만든 상태로 3초간 유지한 다음, 반대로 머리를 숙이고 배를 밀어 올려서 등척추가 펴지도록 해 3초간 유지한다. 연결 동작으로 3회 반복한다.

7) 기기 자세 만들기

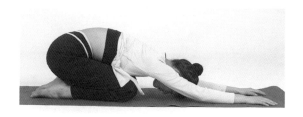

이 운동은 6)고양이 자세 만들기 후에 연속 동작으로 실시한다. 아래 그림처럼 엉덩이가 발꿈치에 닿게 하고, 양쪽 팔은 최대한 앞으로

뻗은 후 3초간 유지한다. 이 운동은 등 근육 전체를 신장시키는 데 효과적이다.

8) 도구를 이용한 방법

① 폼 롤러를 이용한 방법

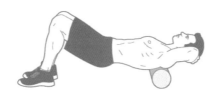

이 방법은 등 근육 전체를 마사지하는 효과가 있다. 처음 시도할 때는 다소 통증이 느껴질 수도 있지만, 근육이 이완되는 만큼 시원하다고 느낄 것이다. 다리를 이용해서 몸을 밀어 올리고 내리는 동작을 통해 등 근육을 이완시킬 수 있는 효과적인 방법이다.

② 볼을 이용한 방법

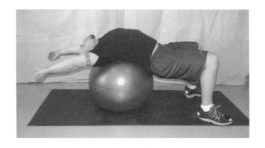

이 운동은 폼 롤러를 이용한 방법과 유사하다. 다만 재질이 탄력성

이 있는 고무이기 때문에 급성기 통증이나 근육량이 많지 않은 노인들이 등 근육을 이완시킬 때 할 수 있는 효과적인 방법이다.

(3) 그 외

■ 조깅 – 유산소 운동

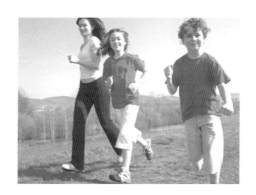

■ 거꾸로 매달리기

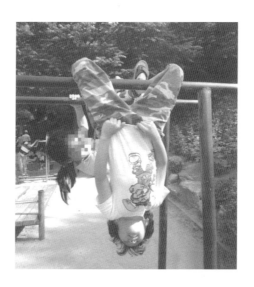

■ 철봉

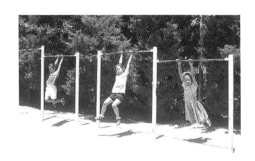

■ 기기 운동

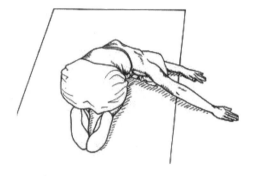

■ 수영

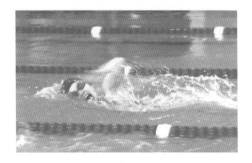

34

등 통증 예방 및 등 근육 이완을 위한
자가 운동

1. 서서 운동하기

1) 어깨 으쓱하기와 등 당기기

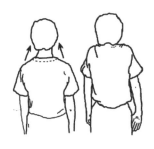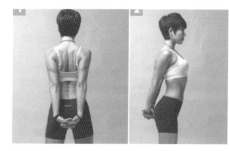

이 운동은 목과 어깨 상단에 걸쳐 있는 상승모근과 견갑거근을 이완
시키는 데 효과적이다. 양 어깨를 귀를 향해 최대한 끌어당긴 후 3초
간 유지한 다음 어깨를 툭 떨어뜨리는 동작을 3회 반복한다. 그다음
열중쉬어 자세에서 양손을 깍지 낀 상태에서 뒤로 최대한 당겼다가 5
초간 유지한 후 힘을 빼는 동작을 총 3번 실시한다. 등 근육이 충분히

이완되면 등에서 두둑 하면서 교정되는 소리가 들릴 것이다.

2) 깍지 끼고 앞으로 내밀고 뒤로 당기기

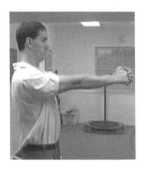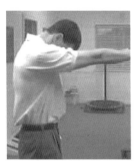

이 운동은 전거근, 삼각근, 견갑거근, 뒤쪽에 있는 중승모근, 능형근 신장에 효과적이다.

먼저 양손을 깍지 낀 상태에서 팔을 앞으로 쭉 뻗은 다음 3초간 유지한 후 원래 위치로 돌아오는 동작을 3회 반복한다. 팔을 조금씩 올려가면서 위의 동작을 반복하는 것도 도움이 된다. 즉, 처음에는 90도에서 실시하고, 그다음 120도, 마지막에는 180도로 양팔이 귀에 닿은 상태에서 팔을 뻗는 동작을 반복한다.

3) 허리 숙이고 펴기

이 운동은 등과 허리 근육을 전체적으로 신장시키는 효과적인 방법이며, 장소의 제약 없이 자

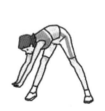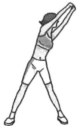

유롭게 할 수 있는 운동이다. 허리를 최대한 숙여서 손끝이 바닥에 닿
도록 허리를 최대한 숙인 후 뒤로 최대한 젖히는 동작을 3회 반복한다.

2. 앉아서 운동하기

1) 몸통 돌리기 운동

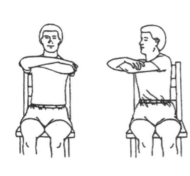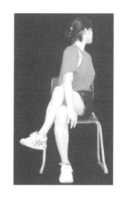

앉아서 팔짱을 끼거나 혹은 팔을 벌린 상태에서 몸통을 왼쪽과 오른
쪽으로 최대한 돌려 준다. 이 운동은 몸통 근육들을 전체적으로 신장
시키는 데 효과적인 방법이다. 좀 더 강하게 신장시키려면 한쪽 무릎
을 반대쪽 다리 위에 올린 다음 몸을 반대쪽 뒤를 향해 회전시킨다.
먼저 오른쪽으로 최대한 몸통을 돌린 다음 3초간 유지한 후 왼쪽으
로 최대한 몸통을 돌려서 3초간 유지한다. 총 3회 반복한다.

3. 누워서 운동하기

1) 무릎 깍지 끼고 가슴으로 당기기(knee to chest exercise)

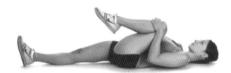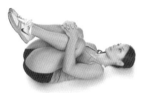

이 운동은 등과 엉덩이 근육을 신장시키는 데 효과적인 방법이다. 먼저 한쪽 무릎을 깍지 낀 상태에서 가슴에 닿도록 최대한 당긴 후 5초간 유지하고 이완시키는 동작을 3회 반복한 후 반대쪽 다리도 똑같은 방식으로 한다.

그다음 양 무릎을 깍지 낀 상태에서 양 무릎이 가슴에 닿도록 최대한 당긴 후 약 3초간 유지했다 이완시키는 동작을 3회 반복한다.

2) 교각 자세 만들기

무릎을 세운 자세에서 엉덩이를 지면에서 최대한 들어 올린 다음 3초간 유지한 후 원래 자세로 되돌아온다. 이 동작을 3회 반복한다.

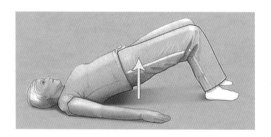

3) 몸통 돌리기 운동

바로 누운 자세에서 머리와 다리
가 서로 반대 방향으로 향하게 함으
로써 몸통 회전근을 효율적으로 이
완시키는 데 좋은 방법이다. 머리와
팔과 다리가 서로 반대 방향을 향하
게 한 상태에서 5초간 유지한 다음
반대쪽도 같은 방식으로 한다. 총 3회 반복한다.

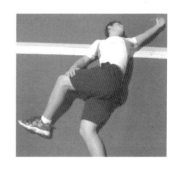

4) 어깨뼈 들임과 내림

이 운동은 어깨뼈가 서로 만나고
떨어지게 하는 동작이며, 등 쪽에
있는 능형근과 중승모근을 이완시
키는 데 효과적인 방법이다. 먼저
어깨뼈가 서로 만나도록 등 근육을
최대한 이완시킨 상태에서 5초간
유지한 다음 등을 밀어 올려서 등
이 최대한 늘어난 상태에서 5초간
유지하는 동작을 총 3회 반복한다.

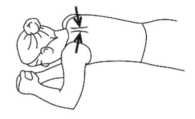

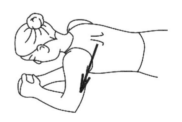

5) 코브라 자세 만들기

이 운동은 가슴과 배 근육을 신장시키고, 척추의 유연성을 기르며
등 근육을 이완시키는 데 효과적이다. 지면에 손바닥을 댄 상태에서

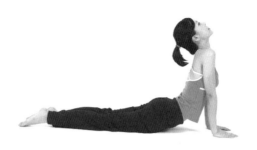

몸을 최대한 펴고 3초간 유지한 다음 엎드린 자세로 되돌아온다. 이 동작을 3회 반복한다.

6) 고양이 자세 만들기

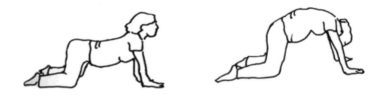

이 운동은 등과 허리 척추의 유연성을 기르는 데 효과적이다. 먼저 네발기기 자세를 한 상태에서 머리를 들고 엉덩이를 내리면서 허리를 잘록하게 만든 상태로 3초간 유지한 다음, 반대로 머리를 숙이고 배를 밀어 올려서 등 척추가 펴지도록 해 3초간 유지한다. 연결 동작으로 3회 반복한다.

7) 기기 자세 만들기

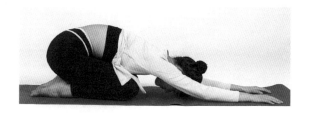

이 운동은 6)고양이 자세 만들기 후에 연속 동작으로 한다. 아래 그림처럼 엉덩이가 발꿈치에 닿게 하고, 양쪽 팔은 최대한 앞으로 뻗은 후 3초간 유지한다. 이 운동은 등 근육 전체를 신장시키는 데 효과적이다.

8) 도구를 이용한 방법

① 폼 롤러를 이용한 방법

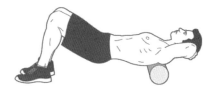

이 방법은 등 근육 전체를 마사지하는 효과가 있다. 처음 시도할 때는 다소 통증이 느껴질 수도 있지만, 근육이 이완되는 만큼 시원하다고 느낄 것이다. 다리를 이용해서 몸을 밀어 올리고 내리는 동작을 통해 등 근육을 이완시킬 수 있는 효과적인 방법이다.

② 볼을 이용한 방법

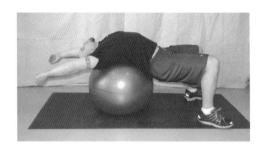

이 운동은 폼 롤러를 이용한 방법과 유사하다. 다만 재질이 탄력성
이 있는 고무이기 때문에 급성기 통증이나 근육량이 많지 않은 노인들
이 등 근육을 이완시킬 때 할 수 있는 효과적인 방법이다.

【참고】

http://wps.aw.com/bc_martini_eap_5/108/27709/7093744.cw/index.html

http://www.medscape.org/viewarticle/446350_3

http://www.bodyfusionstl.com/about-gyrotonic-and-gyrokenesis/latest-news/gyrotonic-psoas-principles/

http://www.athletesacceleration.com/hipmuscularimabalances.html

http://intothereview.com/250

http://www.ivanchengmd.com/kyphosis.php

http://www.nytimes.com/health/guides/disease/fibromyalgia/print.html

http://www.orimtec.com/illustrations/pop-recording-sites.php?id=26

http://www.littlemissrunshine.com/2013/05/pain-from-sitting-all-day-the-culprit-is-the-psoas.html

http://70sbig.com/blog/2012/07/hyperlordosis/

http://stgeorgechiropractic.com/sports-injury/piriformis-syndrome-2/

http://www.yoganatomy.com/2011/10/piriformis-a-real-pain-in-the/

http://www.spineuniverse.com/anatomy/ligaments

http://helpback.hubpages.com/hub/End-back-pain-exercise-your-abdominal-muscles

http://bengoode-seniorfitness.blogspot.kr/2012/03/low-back-pain-price-of-poor-posture.html

http://www.townsvillemassage.com/posture-revisited/

http://www.thespineclinic.com/spinal-nerve-chart/

http://medical-dictionary.thefreedictionary.com/dermatome

http://northernspinal.com.au/category/body-pains/upper-back-and-neck-pain/

http://morphopedics.wikidot.com/shoulder-joint-instability-syndromes

http://www.nhs.uk/conditions/raynauds-phenomenon/Pages/Introduction.aspx

http://www.eorthopod.com/content/thoracic-outlet-syndrome

http://www.round-earth.com/ShoulderPainIntro.html

http://badbacksblog.wordpress.com/2013/05/14/bracing-less-effective-in-overweight-teens-with-scoliosis/

http://www.andrewmoultonmd.com/scoliosis.php

http://www.mullumbimbychiropractic.com.au/common-problems/scoliosis

http://www.backpain-guide.com/Chapter_Fig_folders/Ch05_Anatomy_Folder/4OverallSpine.html

http://www.projectswole.com/your-questions/how-to-fix-your-posture-shoulders-rounded-forward/

http://mobilelifetoday.com/04/09/forward-head-posture-what-is-it/

http://bicarlsen.wordpress.com/2013/07/12/kinesiology-the-spine/

http://www.daviddarling.info/encyclopedia/A/autonomic_nervous_system.html

http://www.saratogahealthandwellness.com/news/exercise-even-without-weight-loss-improves-arthritis-pain/

http://www.aclsolutions.com/anatomy.php

http://soni2006.hubpages.com/hub/Advice-for-patients-suffering-from-osteoarthritis-both-knees

http://health.rush.edu/HealthInformation/In-Depth%20Reports/10/000035.ASPX

http://www.themusculoskeletalelf.net/small-but-potential-benefits-of-cryotherapy-following-total-knee-replacement-surgery/

http://voices.yahoo.com/3-risk-factors-leading-knee-osteoarthritis-and-3257019.
html

http://blog.daum.net/pce503/7290637

http://www.nosepipe.com/clinic.html

http://harrislawoffice.doereport.com/generateexhibit.php?ID=72930&ExhibitKe
ywordsRaw=&TL=&A=59066

http://gallatinvalleychiropractic.com/car-accidents-and-whiplash/whiplash-
injuries---car-auto-accident-chiropractor.html

http://en.wikipedia.org/wiki/Common_carotid_artery

http://en.wikipedia.org/wiki/Greater_occipital_nerve

http://en.wikipedia.org/wiki/Scalene_muscles

http://blog.daum.net/dr_rafael/3068

http://tmjdysfunction.blogspot.kr/2012/03/tmj-dysfunction-anatomy.html